Dieses
Buch
gehört:

Hölkers kleine Gesundheits-Bibliothek

Luise Brüggemann
Rita Tünte

Fasten, Yoga, Vollwert-Ernährung

verlegt von

Wolfgang Hölker

ISBN 3-88117-431-1

Graphische Illustration: Rainer Eichler
Illustrationen: Eva Wähning
Printed in Germany by
Druckhaus Cramer, Greven
Musterschutz angemeldet beim
Amtsgericht Münster

Inhalt

I. Zur Motivation

Luise Brüggemann und Rita Tünte, Autorinnen:
Fasten mit Yoga als neue Erfahrung

Es gibt viele Fastenformen: Notfasten, medizinisches Fasten, religiöses Fasten u. a.
Wir haben uns für das Fasten in folgender Form entschieden:

Fasten mit Yoga
und Vollwert-Ernährung.

Diese Kombination hat sich in den Jahren unserer Fastenbetreuung als besonders glücklich und erfolgreich erwiesen.
Immer mehr Menschen der heutigen Zeit schenken ihrer Gesundheit besondere Beachtung. Das zeigt sich z. B. in der steigenden Nachfrage nach Fasten in Gruppen oder „unter einem Dach". Für die meisten Teilnehmer steht das medizinische Fasten im Vordergrund bei der Entscheidung, für eine Weile auf feste Nahrung zu verzichten. Dies ergibt sich aus einer Auswertung von knapp 300 Fragebögen, die wir von den Teilnehmern mehrerer Fastengruppen zurückerhalten haben. Darin geben ferner etwa vier Fünftel an, sie hätten gefastet, um den Körper zu entschlacken und zu entgiften. Knapp zwei Drittel sagen, daß sie ihrer Gesundheit zuliebe gefastet haben; die Hälfte der Teilnehmer wollte durch Fasten an Gewicht verlieren. Die Betonung der eigenen Gesundheit wird ver-

ständlich, wenn man bedenkt, daß viele Menschen der westlichen Welt heute im Nahrungsüberfluß leben und durch zu reichliches oder falsches Essen und Trinken krank geworden sind.
Aus den Fragebögen ist auch zu ersehen, daß die meisten Teilnehmer die Kombination von Fasten und Yoga begrüßen. Geschätzt werden vor allem Entspannungsübungen und Atemübungen, wobei besonders die Wirbelsäule, der Bauch, aber auch die Schultern und Beine angesprochen sind.
Die positive Aufnahme und Auswirkung der Yogaübungen hat uns darin bestärkt, Fasten und Yoga miteinander zu verbinden.
Interessant ist darüber hinaus die Feststellung, daß in etwa einem Drittel der Fälle vor dem Fasten eingenommene Medikamente nach Rücksprache mit dem Hausarzt bzw. dem fastenbegleitenden Arzt in der Dosis reduziert, ganz weggelassen oder durch homöopathische bzw. pflanzliche Mittel ersetzt werden können.
Erfreulich ist auch die Tatsache, daß die Teilnehmer der angebotenen Fastenkurse anschließend auf Vollwert-Ernährung umsteigen wollen. Und umgekehrt: viele Besucher der Kurse „Vollwert-Ernährung" möchten noch mehr für ihre Gesundheit tun, und wir freuen uns dann immer, wenn wir sie in den Fastengruppen wiedersehen.

Es sind zahlreiche Bücher über Fasten, über Yoga und auch über Vollwert-Ernährung am Markt. Wir haben diese drei Bereiche vorbeugender und hei-

lender Gesundheitspflege miteinander verbunden, weil wir bei unseren Fastenteilnehmern gute Erfahrungen damit machten und auch noch machen. Yogaübungen sollen das Fasten ergänzen und in seinen Wirkungen vertiefen. Die heilsamen Wirkungen des Fastens können durch Umstellung der Kost auf Vollwert-Ernährung noch verstärkt werden: ein ganzheitlicher Weg, die körperliche und seelisch-geistige Gesundheit aufrechtzuerhalten bzw. wiederzuerlangen. Unsere bisherigen Beobachtungen sprechen für dieses Konzept.
Zu erwähnen ist dabei, daß die folgenden Ausführungen sich nur auf Fasten mit Yoga bei Gesunden beziehen. Wir bieten sie Ihnen hier an und sind für Anregungen oder Erfahrungsberichte dankbar.

Luise Brüggemann
UGB-Gesundheitstrainerin
– Bereich Ernährung und
Fastengruppen-Leiterin,
Rheine

Rita Tünte
Yoga-Lehrerin SKA
und Fastengruppen-
Leiterin,
Steinfurt

Dr. med. Hellmut Lützner:
Fasten für Gesunde

Wer wach genug ist, spürt heute, daß in unseren Ernährungsgewohnheiten vieles nicht mehr stimmt. Wir sind – auf der ganzen Welt – seit etwa 150 Jahren unbemerkt in eine Sackgasse geraten, aus der es jetzt herauszufinden gilt. Gesundheit und Wohlbefinden sind ein zu hohes Gut, als daß man es leichtfertig verschleudern dürfte – und das täglich, ausgerechnet mit der täglichen Nahrung. Ich finde es ungemein ermutigend, daß sich Millionen von Menschen aufmachen, dies in ihrem Leben zu ändern.
Fasten – zunächst einmal gar nichts zu essen und sich auf die natürlichen Wurzeln des Essens und Nichtessens zu besinnen – bedeutet Wende in der Sackgasse, herausgehen aus der Enge festgefahrener Ernährungsgewohnheiten und unfruchtbar oder schädlich gewordener Essensregeln. Fasten heißt, sich selbst und seine Bedürfnisse wiederzufinden und unterscheiden zu lernen, was der Körper wirklich braucht und was nicht, heißt Aufbruch zu einer neuen Nahrung. Wenn beides, das Fasten und das Essen als lebenswertes Leben erfahren werden, dann ist der Sinn auch dieses Büchleins erfüllt. „Fasten für Gesunde" ist seit gut 10 Jahren eine europaweite Bewegung geworden. Im Fasten finden sich Menschen zum Gespräch, zum Meinungsaustausch; da werden Brücken gebaut zwischen evangelischen und katholischen

Christen, zwischen Fleischessern und Vegetariern, zwischen Menschen verschiedener Sprachen und Kulturen. Fasten, das Gesunde unternehmen, hat sich als verbindendes und bewegendes Element bewährt.

Fasten für Kranke – Heilfasten – ist Krankenbehandlung; es gehört in die Hand des ausgebildeten Fastenarztes und in die Fastenklinik. Wer mit schwankender Gesundheit zum ersten Mal fasten möchte, sollte lieber in ein Fastensanatorium gehen.

Der Gesunde oder „Noch-Gesunde" unternimmt sein Fasten in eigener Verantwortung.

Ich freue mich sehr, daß es die beiden Autorinnen unternommen haben, ihre reichen Erfahrungen mitzuteilen. Mit diesem Buch nehmen sie aufbruchbereite Menschen an die Hand und führen sie sicher durch die Kunst des Fastens, des Yoga und des Essens. Die persönliche Anleitung, das Erlebnis einer Fastengemeinschaft im Kurs und das Selber-tun kann es nicht ersetzen. Aber es wird Sie in freundlichem Gewande, in handlichem Format und liebenswerter Innenausstattung begleiten und bald als treuer Ratgeber unentbehrlich sein.

Ich wünsche dem Leser eine gute, erlebnisreiche Fasten- und Nachfastenzeit.

Dr. med. Hellmut Lützner,
Leitender Arzt
der Kurpark-Klinik, Überlingen,
Fachklinik für ernährungsabhängige Krankheiten

Dr. med. Gerhard Schüürmann:
Fasten verändert und macht froh

Gemeinsam mit Frau Brüggemann und Frau Tünte habe ich mehrmals Fastengruppen betreut.
Das Buch beschäftigt sich mit der Durchführung und den Erfahrungen, die wir in den letzten Jahren dabei gewinnen konnten. „Zum rechten Maß gehört das Festen wie das Fasten", sagt Karl Kleinschmidt zu Recht. Gerade durch diesen Wechsel wird das Wohlbefinden eines Menschen im Auf und Ab eines Jahres gefördert. Was Festen ist, weiß wohl jeder. Aber was ist Fasten? Und wie wird gefastet?
Schon aus grauer Vorzeit ist uns vom Fasten berichtet. Alle großen Religionen fordern von ihren Anhängern bzw. Gläubigen bestimmte Fastentage im Rhythmus des Jahres. Leider ging das Wissen um die segensreiche Wirkung des Fastens im Mittelalter in Europa fast völlig verloren. Erst gegen Ende des 19. Jahrhunderts bekam das medizinisch-therapeutische Fasten einen mächtigen Auftrieb, und zwar nicht nur in Europa, sondern auch in den USA. Um das Fasten in Deutschland haben sich vor dem letzten Kriege und danach besonders die Doktoren Otto Buchinger, Vater und Sohn, verdient gemacht.
Fasten umfaßt einen gesundheitlichen, einen religiösen und einen sozialpolitischen Aspekt.
Im folgenden wollen wir uns nur mit dem gesundheitlichen Gesichtspunkt befassen.

Zum Fasten gehört vor allem Motivation im umfassenden Sinne des Wortes. Ein Vorurteil sollte ausgeräumt werden, nämlich daß, wer fastet, ein Feind des Essens sei. Beides gehört unbedingt zusammen. Fasten und Hungern sind zwei Seiten eines ähnlichen Geschehens und doch von gravierendem Unterschied. Fasten ist ein aktives Geschehen. Zum Fasten gehört die freie Entscheidung sowie die innere Bereitschaft, für kürzere oder längere Zeit auf das Essen zu verzichten. Und wie alles im Leben, geht auch das Fasten nicht ohne feste Regeln. Fasten kommt ja bekanntlich von „fest" im Sinne von festmachen, festhalten und bewahren. Es gilt also, die Regeln oder Vorschriften, die zur Durchführung bestimmt sind, einzuhalten.

Beim Fasten geht der Körper auf Sparflamme, was sich im Absinken des sogenannten Grundumsatzes zeigt. Unser Körper hat die Fähigkeit, von der äußeren Ernährung auf die innere umzuschalten und sich während mehrerer Tage oder auch Wochen mit Nahrung aus den vorhandenen Depots des Körpers zu versorgen. Entscheidend für die ungestörte Durchführung des Fastens ist die zuvor erfolgte Darmentleerung. Sie wird am besten durch Glaubersalz oder durch Einläufe vorgenommen. Nur bei vollständiger Darmentleerung läßt das anfänglich bestehende Hungergefühl schnell nach. Denn wer fastet, hungert nicht. Beim Fasten geht es um eine innere Selbstreinigung in allen Organbereichen. Otto Buchinger sagt zum Fasten: „Krankes schwindet, Gesundes bleibt."

Damit wollen wir natürlich nicht einer unerlaubten Vereinfachung das Wort reden. Wer fasten will, sollte sich zunächst an seinen Hausarzt wenden oder sich von einem erfahrenen Fastenarzt beraten lassen. Schwangere, Krebskranke, Zuckerkranke und an Basedow erkrankte Menschen sollten nicht fasten. Ebenso muß einem Erkrankten, der an Magen- oder Zwölffingerdarmgeschwüren leidet, vom Fasten abgeraten werden. Schöne Erfolge konnten wir dagegen bei Rheumatikern, Asthmakranken, bei Hauterkrankungen, Migräne und natürlich beim Übergewichtigen beobachten.
Sehr bewährt hat sich weiter bei uns, daß wir das Fasten in Gruppen durchgeführt haben. Beim täglichen Treffen am Abend wurden die Erfahrungen des Tages intensiv ausgetauscht. Anschließend versammelte sich die Gruppe noch zur Yoga-Übung.
Wir wollen den Lesern Mut zum Fasten machen. Die vielen positiven Erfahrungen, die wir sammeln konnten, möchte keiner missen. Das Fasten führt zu einer Bewußtseinsänderung und -erweiterung. Der Fastende erkennt sich selbst und seine Umwelt besser; er stellt sich bereitwillig seinen Problemen und kann daher leichter eine Lösung suchen und finden. Freude an gutem Essen sei jedem gegönnt; aber es sollte nicht die einzige sein. So paradox es klingt, das gelungene Fasten bewirkt eine noch größere Freude: Es macht froh.

Dr. med. Gerhard Schüürmann,
Arzt für Allgemeinmedizin/Homöopathie,
Steinfurt

II. Wie ich mich auf mein Fasten vorbereite – und freue

1. Bin ich gesund und bereit?

Vorab die wichtigste Frage: Sind Sie gesund? JA. Dann dürfen Sie fasten, allein oder in einer Gruppe. Lautet die Antwort jedoch NEIN, dann sprechen Sie vorher mit Ihrem Hausarzt. Vielleicht wird er Ihnen das Fasten in einer Klinik oder in einem ärztlich geleiteten Sanatorium vorschlagen.
Wenn Sie sich nun positiv entschieden haben, sollten Sie eine weitere Frage ehrlich beantworten: „Bin ich bereit, bin ich gut genug vorbereitet?"
Fasten bedeutet nämlich nicht nur Verzicht auf feste Nahrung, sondern spricht den ganzen Menschen an, als Einheit von Körper, Geist und Seele. Fasten ist nicht gleichzusetzen mit Hungern. Wer hungert, fastet nicht; er macht sicherlich Fehler, z. B. zu geringe Flüssigkeitszufuhr oder unzureichende Darmreinigung.
Fasten ist etwas so Wertvolles, das man erfahren, erspüren, erleben muß, mit seinen Höhen und vielleicht auch Tiefen. Wir betrachten Fasten als „das beste, schönste Geschenk, das ich mir machen kann". In den Fastenkursen können wir immer wieder erleben, daß sich die Teilnehmer in der Regel wohl fühlen, wider Erwarten leistungsfähig und ausgeglichen sind. Das gilt bis auf kleine Unpäßlichkeiten, die in den ersten Tagen der Stoff-

wechselumschaltung von Zufuhr auf Ausscheidung auftreten können.
Immer kommt es entscheidend auf Ihre positive Einstellung zum Fasten an, auf Ihre Bereitschaft.
Und: Haben Sie keine Angst! Vertrauen Sie Ihrem „inneren Arzt"; er macht keine Fehler.
In Ihnen stecken viele Selbstheilungskräfte, die es nur zu wecken gilt.
Freuen Sie sich, daß Sie die Möglichkeit haben, durch Nahrungsenthaltung für Ihre Gesundheit etwas zu tun. Das sollte Sie glücklich und zufrieden stimmen. Gönnen Sie Ihrem Körper jährlich einen solchen Reinigungsvorgang.
Vielleicht besteht die Möglichkeit, Kontakt zu bekommen zu fastenerfahrenen Ärzten oder Fastenleitern, oder vielleicht können Sie sich einer Fastengruppe anschließen. Erkundigen Sie sich vor Ort! Viele Volkshochschulen, Familienbildungsstätten oder andere Institutionen bieten Fastenkurse an. In Gemeinschaft mit Gleichgesinnten fastet es sich leichter, vor allem beim ersten Mal.

Fragen Sie sich aber auch:

2. Warum will ich fasten?

- um abzunehmen
- um zu entschlacken
- weil der Arzt es mir (z. B. wegen einer Krankheit) empfohlen hat
- weil Fasten „in" ist
- aus religiösen Gründen

Fasten zur Gewichtsabnahme

Es stimmt, daß durch Fasten schnell einige Pfunde verschwinden. Die Gewichtsabnahme bei den Fastenteilnehmern schwankt in der ersten Woche zwischen 0 und 18 Pfund. In der zweiten und in den weiteren Wochen sind die Gewichtsverluste geringer als in den ersten Tagen. Der Körper gibt nur her, was er übrig hat! Doch steht die Gewichtsreduzierung eigentlich nicht im Vordergrund, sie geschieht „so nebenher" und wird individuell richtig gesteuert, vorausgesetzt, die im Fasten geltenden „Gesetze" werden beachtet.

Fasten zur Entschlackung

Wir zitieren aus dem „UBG-Forum" 1/87:
„Was sind ‚Stoffwechselschlacken' und was bedeutet ‚entschlacken'?
Schlacken sind eigentlich – zumindest beim Hochofenprozeß – Produkte (Abfallprodukte), mit denen im Prozeßablauf zunächst nichts mehr angefangen werden kann. Sie müssen also irgendwie beseitigt werden, damit sie nicht andere Systeme oder Prozesse behindern. So ähnlich geht es auch in unserem Organismus zu.
Täglich fällt im Zellstoffwechsel eine Vielfalt an Stoffwechselzwischenprodukten an. Da der Abbau bzw. die Eliminierung eines großen Teils dieser Produkte energie- und zeitaufwendig ist, kommt es gerade in Zeiten, wenn der Körper mit der Aufarbeitung von sehr viel anflutenden

Nahrungsinhaltsstoffen beschäftigt ist, zu einer Zwischenlagerung dieser Produkte in Gewebe- bzw. Körperteilen (z. B. Fettgewebe, Knorpel- und Bindegewebe). Auf Dauer könnten diese Ablagerungen problematisch werden, nämlich dann, wenn die Gewebe regelrecht mit diesen sogenannten ‚Schlacken' überladen werden.
Ein Beispiel hierzu ist die Ablagerung von Harnsäure im Knorpelgewebe. Bei einer zu großen Ablagerung kommt es zum Gichtanfall. Aber auch in den Wänden von Blutgefäßen können Stoffe zwischengelagert werden, und hier kann es relativ schnell problematisch werden, wenn durch solche Ablagerungen der Durchtritt von lebensnotwendigen Nährstoffen aus dem Blut in die einzelnen Körperzellen behindert wird. Beim sogenannten ‚Entschlacken', z. B. beim Fasten, wird der Körper von seiner üblichen Arbeit entlastet, so daß er verstärkt die Abfallprodukte aufarbeiten kann, die sich im Laufe der Zeit angesammelt haben. Diese Substanzen werden dann aufgearbeitet bzw. ausgeschieden." TG

Der Arzt hat es mir empfohlen

Fasten wird auch heute noch kontrovers diskutiert. Jeder Gesunde kann fasten und so gegen Krankheiten vorbeugen. Das ist lohnens- und lobenswert. Und um dieses Fasten geht es in unserem Buch. Wenn aber das Fasten zur Besserung oder Heilung von Krankheiten eingesetzt werden soll, handelt es sich um „Heilfasten", das in Fastenkliniken oder

in ärztlich geleiteten Sanatorien durchgeführt wird. Wir kennen aber auch ganzheitlich orientierte Ärzte, die ihre Patienten unter Anleitung fasten lassen (s. Bericht Dr. med. Hoffmann, S. 96 ff.). Selbst wenn sich Fastenwillige gesund fühlen, aber durch jahrelange Fehlernährung z. B. Mangel an Mineralien haben, kann es sinnvoller sein, statt zu fasten zunächst die Ernährung umzustellen und sich durch einen hohen Frischkostanteil längere Zeit auf das Fasten vorzubereiten (s. Rezepte ab S. 102).
Bei Magen-Darmempfindlichen kann ein einschleichender Fastenbeginn mit Reis- oder Gerstenschleim (s. S. 119) nützlich sein.

Fasten, weil es „in" ist

Fasten ist inzwischen zu einer „Bewegung", ja fast zu einem Modetrend geworden. Nur weil Fasten „in" ist oder jemand aus Ihrem Bekanntenkreis Sie zum Mitmachen überreden möchte, sollten Sie nicht auf Nahrungszufuhr verzichten. Fehlen Ihnen nämlich die nötigen Voraussetzungen, mangelt es an der inneren Bereitschaft oder ist der Zeitpunkt nicht günstig (Streß, Verpflichtungen, Einladungen), sollten Sie lieber nicht fasten.

Fasten aus religiösen Gründen

Diese Form ist Ausdruck des Glaubens an Gott und soll den Menschen in besonderer Weise befähigen, seine Sündhaftigkeit vor ihm zu erkennen,

ihn um Vergebung zu bitten, den Umgang mit ihm im Gebet zu vervollkommnen.
Die Bindung an Gott scheint heute bei vielen Menschen gelockert oder nicht mehr vorhanden zu sein. Das erklärt, daß von den Fastenden das religiöse Motiv meistens nicht genannt wird, wohl aber die geistig-seelischen (geistlichen) Wirkungen des medizinischen Fastens (bewußt oder unbewußt) akzeptiert werden.

3. Ich faste freiwillig, ohne Druck und Zwang

Aus welchen Gründen auch immer Sie fasten wollen, es sollte stets freiwillig und ohne Druck und Zwang geschehen. Sie allein sollten entscheiden und den Zeitpunkt bestimmen. Vielleicht können Sie Ihren Urlaubstermin entsprechend wählen.
Wenn möglich, nehmen Sie für Ihre Fastenzeit keine Einladungen an, die mit Kuchenschlachten oder anderen Schlemmereien verbunden sind. Die Versuchung und das Unverständnis der anderen sind wahrscheinlich so groß, daß Sie „schwach" werden könnten. Und das wiederum würde nicht nur den Fastenverlauf negativ beeinflussen, sondern auch Probleme für Herz und Kreislauf mit sich bringen.
Sprechen Sie eventuell mit den Menschen, mit denen Sie zusammenleben oder -arbeiten, über Ihr Vorhaben. Bitten Sie sie vielleicht vorab um Verständnis, wenn Sie während der Fastenzeit mal anders oder langsamer reagieren als gewohnt.

Mitleid ist nicht erwünscht und auch nicht notwendig.
Vielleicht hüten Sie Ihren Entschluß aber auch als Geheimnis und lüften es erst, wenn anderen auffällt, wie aktiv, fröhlich, frei, ausgeglichen und schlank Sie geworden sind.
Der Fastende ist sehr sensibilisiert und empfindlich. Er nimmt Geschmack und Geruch intensiver wahr. Er freut sich über ein gutes Wort, über Zuspruch oder Unterstützung. Ein unfreundliches, gar böses Wort kann ihn zutiefst treffen.
Der Körper reagiert im Fasten auch stärker auf Arzneien. Wenn Sie also Medikamente benötigen, besprechen Sie mit Ihrem Arzt, ob diese in bisheriger oder reduzierter Dosis genommen werden sollen oder ob sie durch homöopathische Mittel ersetzt, ggf. sogar ganz weggelassen werden können.
Den Verzicht auf gewohnte feste Nahrung können Sie eventuell ausgleichen, indem Sie sich für die Fastenzeit etwas Besonderes vornehmen oder gönnen, das Ihnen Freude macht und das Sie sich vielleicht schon lange gewünscht haben. Oder Sie setzen sich ein Ziel, das Sie erreichen wollen. Oder Sie fassen einen besonderen Vorsatz, den es zu erfüllen gilt, z. B. das Rauchen oder Kaffeetrinken aufzugeben oder morgens so rechtzeitig aufzustehen, daß Sie in Ruhe Ihr Frühstück genießen können.
Es wäre sicherlich interessant – auch für ein späteres Wiederholen des Fastens – ein Fasten-Tagebuch oder einen Fastenkalender (s. S. 136 ff.) zu führen,

worin Sie eintragen, wie Sie sich fühlen, welche Besonderheiten vorkommen, wie oft Sie Darmreinigung machen etc.
Lesen Sie ein gutes Buch! Vielleicht haben Sie die Möglichkeit, eine Konzert- oder Theateraufführung zu besuchen oder einen Kurs zu belegen. Oder handarbeiten Sie gern? Während der Gruppenbetreuung konnten wir erleben, wie „Fasten”-Pullover fertig wurden. Gehen Sie gern spazieren oder wandern Sie? Arbeiten Sie doch mal eine neue „Fasten-Route” aus, die allerdings nicht zu anstrengend sein sollte. Radfahren, Gartenarbeit bringen Sie ebenfalls in Schwung. Haben Sie ein Hobby? Jetzt ist sicherlich mehr Zeit übrig, es zu pflegen.
Manche Faster packt auch die „Ordnungswut”: Laden werden ausgekramt, Ecken nachgesehen, der Speicher wird entrümpelt, der Schreibtisch aufgeräumt, Briefwechsel erledigt. Ein tolles Erlebnis, im Fasten auf Touren zu kommen! Aber bitte: Alles mit Maß, nichts übertreiben wollen!
Sind Sie es gewohnt, regelmäßig Sport zu treiben, zu joggen oder zu schwimmen, dann können Sie das auch im Fasten tun. Aber werden Sie nicht übermütig!
Das „Fasten-Domizil” gemütlich herzurichten, macht doch auch Spaß. Ein paar Blumen in Ihrer Lieblingsfarbe z. B. werden Sie erfreuen.
Umgeben Sie sich mit Dingen, die Sie gern haben, damit Sie sich während Ihrer Fastenzeit rundum wohl fühlen.

Je mehr Sie sich auf das Fasten einstimmen, um so eher kann es zu einem schönen Erlebnis werden. Und Sie wissen ja: Vorfreude ist die schönste Freude.
Denken Sie bitte auch daran, daß die Haut, unser großes Ausscheidungsorgan, im Fasten besonderer Pflege bedarf. Empfehlenswert ist Wäsche, Bett- und Nachtzeug aus Naturfasern (Wolle, Seide, Baumwolle), damit die Ausdünstungen – manchmal nicht sehr wohlriechend – gut aufgenommen werden können. Alles, was einengt, sollten Sie meiden.

4. Einkaufsplan

Falls nicht bereits vorhanden, sollten Sie sich folgendes besorgen:

Für Frischkost-Entlastungstage:

- pro Tag etwa 1000 g frisches Gemüse nach Jahreszeit, möglichst aus kontrolliertem biologischen Anbau
- frische Kräuter nach Jahreszeit, sonst (gefrier-) getrocknete oder tiefgefrorene
- Kaltpreßöl, z. B. Sonnenblumen-, Distel-Öl
- Nußkerne (Hasel-, Walnüsse, Sonnenblumen- oder Kürbiskerne)

- pro Tag: etwa 50 g Getreide (Weizen, Dinkel oder Hafer), möglichst aus kontrolliertem biologischen Anbau,
- ca. 250 g frisches, vollreifes Obst nach Jahreszeit, möglichst aus kontrolliertem biologischen Anbau
- etwa 2–3 Eßlöffel Sahne oder Bioghurt

Für Getreide-Entlastungstage:

- pro Tag: 3×50 g Reis, Sprießkorngerste oder -hafer

Für die Fastenzeit

● Für die Darmreinigung:

- Glaubersalz (Menge s. S. 32 und S. 73) (Wenn lose abgepackt, sofort in ein Schraubglas füllen.)
- Irrigator = Einlaufgerät, 1 l Inhalt
  dazu: 1–2 Einweg-Darmrohre Rüsch 8 mm

● Getränke:

- Mineralwasser (NaCl-Gehalt unter 170 mg/l), möglichst ohne oder mit wenig Kohlensäure
- Kräutertees
  (Teezubereitung s. S. 104 f.)
  Pfefferminz, Rosmarin, Ginseng, Brennessel, Zinnkraut, Salbei, Zitronenmelisse, Wermut, Baldrian-Hopfen, Blähungstee = zu gleichen Teilen Anis-, Kümmel-, Fenchel-, Koriander-Samen (im Reformhaus oder Naturkostladen

oder in der Apotheke mischen lassen), eventuell nicht aromatisierter Schwarztee, Gute-Nacht-Tee-Mischung
Wählen Sie aus dem vielseitigen Angebot nach Wunsch und Bedarf aus!

– Säfte etc.
Säfte immer verdünnt trinken, besser löffeln und einspeicheln. Nicht mehr als 0,7 l Säfte pro Tag verwenden.

a) Gemüsesäfte
möglichst milchsauer vergoren (z. B. Sauerkrautsaft, Möhren- oder Rote-Bete-Most) oder frisches Gemüse selbst entsaften.
Wer es mag, kann die Gemüsesäfte auch leicht erwärmen.

b) Obstsäfte
ohne Zuckerzusatz, z. B. Muttersaft oder frisch gepreßter Apfelsaft
Erfahrungen zeigen allerdings, daß Obstsäfte bei einigen Fastenden (besonders bei süß- und säureempfindlichen Menschen) zu Reizungen der Magen- und Darmschleimhaut führen. Versuchen Sie's zunächst mit kleinen Mengen, und immer verdünnt.

c) Kanne Brottrunk oder Heirler Molke Kwass
3× täglich 1 Schnapsgläschen davon in 1 Glas Mineralwasser geben, wer's mag.
Kann auch nach dem Fasten beibehalten werden.

d) Eventuell Butter- oder Schwedenmilch mit hohem Anteil an L+-Milchsäure. Dr. Fahrner empfiehlt Älteren und chronisch Kranken mit Normal- bzw. Untergewicht täglich 2×⅛ l. Bitte langsam löffeln, eventuell mit 1 Teelöffel Leinsamen verrühren. Beobachten Sie die Verträglichkeit!

- Zum Kauen, Lutschen:

- einige unbehandelte Zitronen (besser aus kontrolliertem biologischen Anbau)
  Sie können auch einige Tropfen Zitronensaft ins Mineralwasser geben.
- Süßholz-Stückchen
- Kalmuswurzel-Stückchen
- frische Kräuterblättchen: Salbei, Pfefferminz, Fenchelgrün (bitte nicht hinunterschlucken)

- Für stark Verschlackte:

- Heilerde Luvos Nr. 1 oder Ultra
  (Täglich 1 Teelöffel in 1 Glas Mineralwasser verrühren. Immer im Abstand von 1 Stunde zu den Mahlzeiten bzw. zur Medikamenten-Einnahme trinken.)
- Basisches Mineralgemisch
  (Täglich 1 Teelöffel in 1 Glas Mineralwasser einrühren.)

- Für ein Schleimfasten:

- Vollreis, Sprießkorngerste (Rezepte s. S. 119)
- Leinsamen

Ferner:

- Massage-Handschuh oder -Bürste mit Naturborsten oder
- Naturmassageschwamm
- Massage- oder Hautfunktionsöl auf pflanzlicher Basis
- Mundwasser auf natürlicher Basis
- Wärmflasche
- Leinentücher

Für das Abfasten:

- entsteinte Kurpflaumen
- ungeschwefelte Feigen
- vollreife Äpfel
- frisches Gemüse nach Jahreszeit (Möhren, Gurke, Tomaten etc.), möglichst aus kontrolliertem biologischen Anbau
- frische Kräuter, evtl. (gefrier-)getrocknete oder tiefgefrorene
- Butter- oder Schwedenmilch mit hohem Anteil an L+-Milchsäure
- Leinsamen
- Nußkerne

5. Entlastungstage

Zur Vorbereitung auf die Fastenzeit gehören 1–3 Entlastungstage. An diesen Tagen gibt es entweder nur Frischkost, also unerhitztes Getreide, Gemüse, Obst, dazu Kaltpreßöl, Nüsse, Samen, aber auch Sauermilchprodukte mit hohem Anteil an L+-Milchsäure oder Sahne. Das bedeutet, Sie werden optimal mit allen lebens- und zufuhrnotwendigen (= essentiellen) Nährstoffen versorgt bei geringer Energiezufuhr (Rezepte ab S. 102).
Oder:
Sie schalten 1–3 Reis-, Hafer- oder Gerstentage vor. Täglich 3×50 g Getreide in Wasser garen, mit geriebenem Apfel und Zimt oder mit frischen Kräutern „verfeinern" – keine Salzzugabe.
Der Organismus beginnt bereits zu entwässern und zu entschlacken. Beobachtungen zeigen, daß schon während dieser Tage das Wohlbefinden steigt, man fühlt sich leichter und der Gewichtsverlust ist teilweise schon recht beachtlich.
Diese Vorbereitungszeit sollte schon – soweit möglich – ohne Hektik und Streß verlaufen, damit Sie ruhig und ausgeglichen ins Fasten gehen. Vielleicht können Sie ein (verlängertes) Wochenende entsprechend einrichten, weil dann erfahrungsgemäß die beruflichen und häuslichen Verpflichtungen nicht so groß sind.

III. Der „gründliche Hausputz" – mit Yoga schneller und leichter

1. Der Weg der Nahrung

Die mit dem Mund aufgenommene Nahrung – sie besteht bei unserer Fastenform aus Mineralwasser, Tees, Gemüsebrühen, Gemüsesäften, eventuell Butter- oder Schwedenmilch – gelangt durch die Speiseröhre in den Magen, in dem sie aufgeschlossen wird, sodann in den Dünndarm, in dem wichtige Bestandteile aus ihr aufgesaugt werden, und schließlich in den Dick- und Enddarm, in dem die Nahrungsreste eingedickt und dann ausgeschieden werden. Vom Darm aus können die Nahrungsbestandteile direkt ins Blut übertreten, da die Darmwand reichlich mit Blutgefäßen versorgt ist.
Direkt in das Blut übergehen können jedoch auch zahlreiche Giftstoffe, die in der Nahrung enthalten sind oder aus ihr entstehen.
Sie sind z. B. Folge von chronischer Verstopfung und können dann verschiedene Erkrankungen wie Leberzirrhose, chronische Arthritis, chronische Ruhr, verschiedene Allergien und psychische Störungen mitverursachen.
Im Fasten werden weniger Giftstoffe zugeführt bzw. mehr Giftstoffe über Darm, Nieren, Haut und Schleimhäute abgegeben. So wird eines der Ziele des Fastens, die Entschlackung des Körpers, erreicht.

2. Möglichkeiten der Darmreinigung

Es ist wichtig zu wissen, daß der bewußte Verzicht auf feste Nahrung nur dann nicht zu einem Hungergefühl führt, wenn vorher der Darm weitgehend von festen Nahrungsresten und deren Ablagerungen gereinigt wird. Vor dem Fasten muß daher gründlich „Hausputz" gehalten werden. Auch an diesem Tage der „Generalreinigung" sollten Sie sich Zeit nehmen und sich Ruhe gönnen. Die „Generalreinigung" besteht im wesentlichen aus einer ausgiebigen Darmreinigung. Wir schreiben darüber etwas ausführlicher, denn die Erfahrung aus den vielen Fastengruppen zeigt, daß die Teilnehmer hier oft unsicher und ängstlich sind. Vorab möchten wir schon sagen: Es ist gar nicht schlimm!

Stellen Sie sich auf der Toilette ein Schraubglas bereit und werfen Sie nach den Stuhlentleerungen immer „einen Blick zurück". Wenn Ihnen etwas seltsam vorkommt (z. B. Abschilferungen der Darmwände), dann geben Sie es in das Glas und lassen es vom Arzt untersuchen. Diese „Sondermeldungen" sind nicht selten. Kennen Sie das Ergebnis der Untersuchung, sind Sie nicht länger beunruhigt.
Wenn Sie einen Tiefspüler als Toilette haben, hängen Sie eine entsprechend große Schüssel in das Becken, da Sie sonst keine Möglichkeit der Kontrolle haben. Darmreinigung sollten Sie auch dann vornehmen, wenn Sie spontan Stuhl-

gang haben. Das gilt für die gesamte Fastenzeit. Nach unseren Beobachtungen fühlen sich die Fastenden wohler, unbeschwerter, freier, wenn sie täglich morgens für Darmentleerung sorgen. Das ist besonders für Berufstätige wichtig, die tagsüber – wenn es erforderlich sein sollte – nicht die Möglichkeit dazu haben. Bei längerem Fasten kann es ausreichen, wenn an jedem zweiten Tag Darmreinigung erfolgt.

Wir stellen Ihnen nun die verschiedenen Möglichkeiten der Darmreinigung vor.

a) Einnahme von Glaubersalz
(Natrium sulfuricum)

Je nach Größe und Gewicht empfehlen wir 20, 30, 40 oder 50 g Glaubersalz. In den meisten Fällen wird 40 g Glaubersalz genommen. Arbeitet der Darm immer sehr flott, mögen 20 g genügen.
Ist der Darm träge oder der Fastende groß und kräftig oder übergewichtig, sind eventuell 50 g angezeigt.
Sie kommen besser mit dem Glaubersalz zurecht, wenn Sie eine positive Einstellung zum „Glaubergeschehen" entwickeln. Denken Sie daran, welch hervorragende Möglichkeiten mit der Darmreinigung und dem Fasten verbunden sind, weil Schlakken und Gifte, die sich seit Jahren angesammelt haben, ausgeschieden werden. Je gründlicher diese

Reinigungsprozedur, desto leichter der Einstieg ins Fasten. Hungergefühl, Schwindel, Kopfschmerz oder Mattigkeit treten nicht so schnell auf, der Fastende fühlt sich eher erleichtert und befreit.
Daß bei so einem „Durchputzen des Darmschlauches" mal Bauchkneifen auftreten kann, sollte Sie nicht ängstigen oder gar vom Glaubersalz abhalten.
Sie sollten die Einnahme des Glaubersalzes so leicht und so schmackhaft wie möglich gestalten. Daher genießen Sie vorab eine Tasse von Ihrem Lieblingstee, angenehm warm, schlückchenweise getrunken. Nach dem Glaubern ist es wichtig, die Zähne gründlich zu putzen und den Mund auszuspülen, damit Sie den Geschmack schnell vergessen.

Anwendung 1

Das Glaubersalz in ¾ l heißen Pfefferminztees auflösen. Sie trinken diesen „Tee" in mehreren Portionen.

Anwendung 2

Glaubersalzmenge in ¾ l kochendheißen Wassers auflösen, Saft von ½–1 Zitrone dazugeben und wie unter Anwendung 1 beschrieben fortfahren. Ist der Glauber-Zitronen-Trunk geschafft, wird eine Tasse Pfefferminz- oder Melissentee gut tun. Und nun harren Sie der Dinge, die da kommen werden!

Leichter mit Yoga

Die vorbeschriebene Darmreinigung kann durch spezielle Yoga-Übungen wesentlich beschleunigt und intensiviert werden. Die in regelmäßigen Abständen durchgeführte Darmreinigung ist wichtiger Bestandteil im Leben eines Yogis. Van Lysebeth bezeichnet die Darmreinigung als „grundlegende yogische Übung" und hebt hervor, daß das praktische Verfahren in der westlichen Literatur über Yoga kaum beschrieben werde. Die folgenden Übungen stützen sich daher auf seine Ausführungen. Die Übungen werden nach jedem Glas Glaubersalzlösung in zügiger Aufeinanderfolge durchgeführt.

1. Übung
Aufrechte Körperhaltung, Füße etwa 30 cm auseinander, Arme über den Kopf emporgehoben, Hände mit nach oben gerichteten Handflächen ineinander verschränkt. In dieser Stellung den Rumpf jeweils viermal zuerst nach links und dann nach rechts beugen, ohne dabei den Rumpf zu drehen und in der seitlichen Beugestellung zu verharren. Die Übung dauert etwa 10 Sekunden. Sie ist geeignet, den rechts liegenden Magenpförtner stoßweise zu öffnen und dadurch den Übertritt von Glaubersalzlösung aus dem Magen in den Zwölffingerdarm zu beschleunigen.

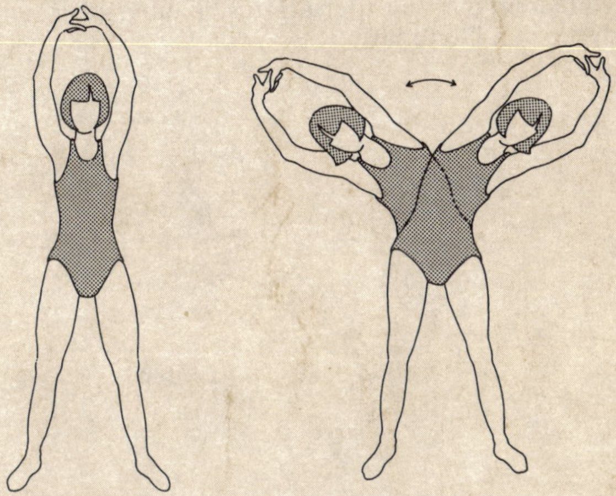

2. Übung
Wie bei der ersten Übung: aufrechte Körperhaltung, Füße etwa 30 cm auseinander, der rechte Arm wird waagerecht ausgestreckt, der linke angewinkelt bzw. umgekehrt.
Der Rumpf wird so weit wie möglich nach rechts und dann nach links gedreht, ohne in der Endstellung zu verharren. Der Blick bleibt dabei auf die Fingerspitzen der jeweils ausgestreckten Hand gerichtet. Die zügig viermal nach rechts und viermal nach links durchgeführte Drehung des Rumpfes

beansprucht etwa 10 Sekunden Dauer. Sie beschleunigt die Beförderung der Glaubersalzlösung durch den Dünndarm.

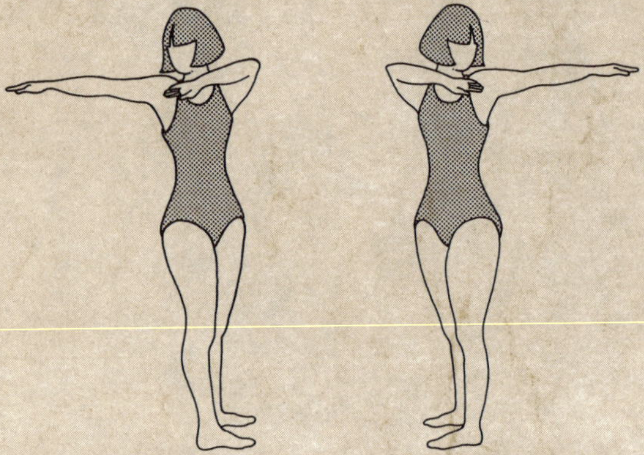

3. Übung
Sie stellt eine Variante der Kobra (s. S. 64) dar. Nur Handflächen und Zehen berühren den Boden. Die Füße sind etwa 30 cm auseinander. Kopf, Schultern und Rumpf werden abwechselnd viermal nach rechts und viermal nach links gedreht, wobei die Drehung so weit erfolgt, bis die jeweils entgegengesetzte Ferse gesehen wird.
Die Übung erfolgt ohne Verharren in der Endstellung. Sie beschleunigt den Durchgang der Glaubersalzlösung durch den Dünndarm.

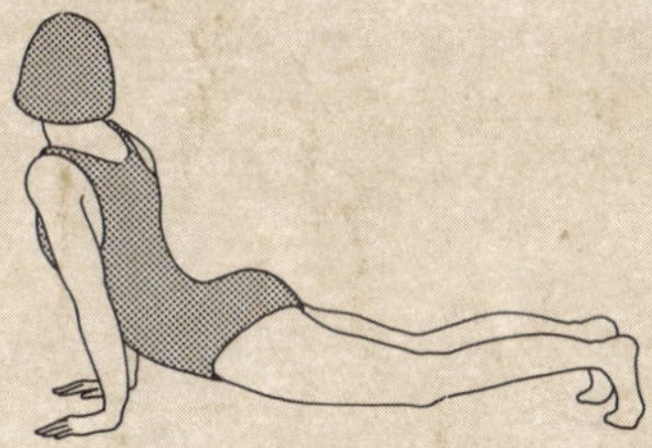

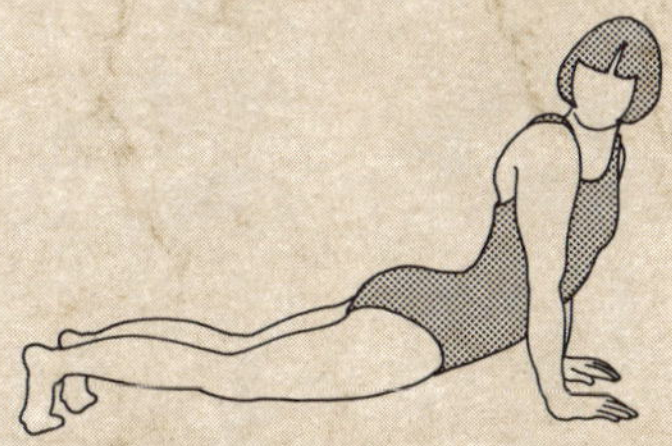

4. Übung
Sie erfolgt in Hockstellung, die Füße wiederum etwa 30 cm auseinander. Die Hände befinden sich auf den etwa 50 cm auseinandergespreizten Knien. Rumpf und Kopf werden gedreht, bis das linke Knie vor dem rechten Fuß den Boden berührt und umgekehrt, je viermal.
Die Handflächen drücken dabei den rechten Schenkel nach links und den linken nach rechts. Diese Bewegung befördert die Glaubersalzlösung durch den Dickdarm, wobei es wichtig ist, sie wegen des aufsteigenden Dickdarms mit Druck auf den rechten Unterbauch zu beginnen, wie hier beschrieben.

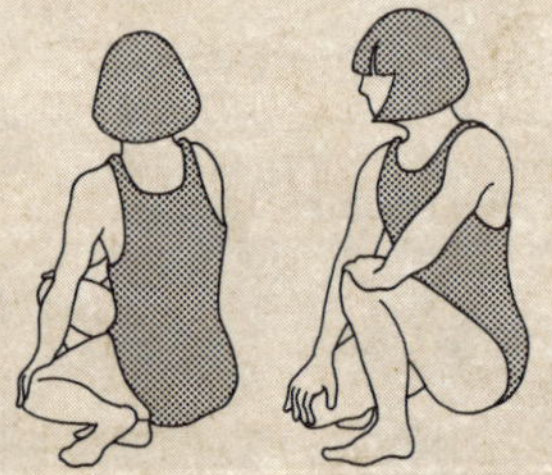

Sollten Sie Schwierigkeiten mit den Knien haben, können Sie anstelle der vierten Übung folgende **Variante** wählen: Der linke Fuß wird in Sitzstellung an die Innenseite des rechten Schenkels gedrückt, der Rumpf leicht nach hinten geneigt. Die rechte Schulter wird so weit dem angewinkelten Bein genähert, daß der rechte Arm als Hebel das angewinkelte linke Bein gegen den Unterleib drückt. Der linke Arm wird hinter dem Körper auf dem Boden abgestützt, der Kopf geht mit zur linken Seite. Dadurch wird die Glaubersalzlösung weiter zum Enddarm befördert. Diese Übung wird ebenfalls viermal wechselweise nach rechts und links durchgeführt.

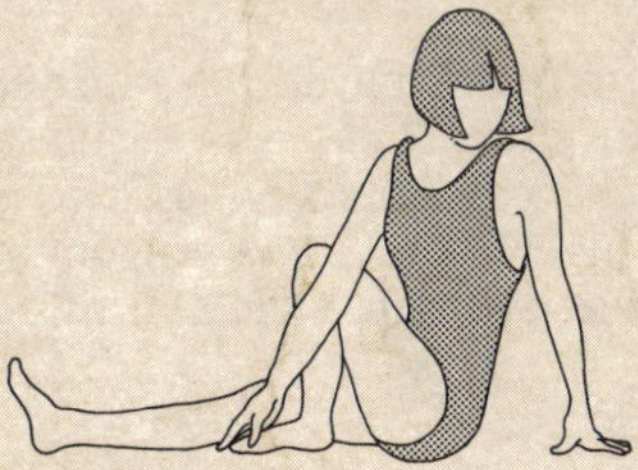

Die Teilnehmer der Fastenkurse bestätigen immer wieder die schnellere Darmpassage der Glaubersalzlösung infolge dieser Yogaübungen.
Das ganze „Zeremoniell" sollte nicht länger als 15–20 Minuten dauern. Reichliches Nachtrinken spült den Darm noch besser durch.
Halten Sie sich nun möglichst in der Nähe der Toilette auf. Es können bereits nach 20 Minuten, aber auch erst nach mehreren Stunden etliche durchfallartige Entleerungen stattfinden.
Geben Sie gedanklich alles, was Sie belastet, bedrückt, in die „Reinigung" mit hinein. Alles, was weg ist, kann Sie nicht mehr stören, kann Sie nicht mehr krank machen. Freuen Sie sich über jeden „Erfolg".
Wir konnten erleben, daß Fastende 2–18 Entleerungen hatten und entsetzt waren über die Mengen, die herausbefördert wurden.

Glaubersalz ist ein relativ harmloses, aber sehr wirksames Abführmittel. Lassen Sie sich von Unwissenden nicht bange machen: es wird nicht resorbiert, d. h. nicht vom Körper aufgenommen, und es stört oder zerstört auch die Darmflora nicht!

Aber was tun, wenn

- nach Einnahme von Glaubersalz keine Entleerung stattfindet?

Das Glaubersalz wird ja nicht resorbiert. Es bleibt im Darmlumen und wird bei den nächsten Ausscheidungen als weißer Schleim erscheinen.

Nehmen Sie in diesem Falle am gleichen Tage nochmals eine kleine Menge (ca. 20 g) Glaubersalz mit reichlich heißem Wasser oder machen Sie einen Einlauf (s. S. 42 ff.).

- nach Einnahme von Glaubersalz erbrochen wird?

Vielleicht haben Sie es mit Widerwillen genommen? Oder der Magenausgang öffnet sich nicht, was bei Anwendung der Yoga-Übungen kaum zu erwarten ist. Wenn Sie des öfteren erbrechen müssen, ist ein Einlauf – ausnahmsweise mit einer Prise Kochsalz – angezeigt. Es kann sein, daß das Einlaufwasser gänzlich vom Körper einbehalten wird. Dadurch wird der eventuell durch die verlorene Flüssigkeit gestörte Wasserhaushalt wieder ausgeglichen. Wohltuend ist in diesem Fall Bettruhe mit einer Wärmflasche (sie sollte angenehm warm sein) auf dem Bauch und/oder an den Füßen. Eine Tasse Kamillen- oder Pfefferminztee wirkt jetzt beruhigend. Tritt nach dem Einlauf keine Entleerung ein, sollte später der Einlauf wiederholt werden. In den meisten Fällen wird aber trotz Erbrechens genügend Glaubersalz einbehalten, so daß doch noch Stuhlgänge erfolgen.

- nach Einnahme von Glaubersalz Galle mit erbrochen wird?

Der Körper nimmt alle ihm zur Verfügung stehenden Möglichkeiten der Reinigung und Entgiftung in Anspruch. Es ist ratsam, reichlich Tee oder nicht zu kaltes Mineralwasser zu trinken. Kuscheln Sie sich mit einer Wärmflasche auf dem Bauch ins Bett. Sollte sich das Galle-Erbrechen wiederholen, sprechen Sie mit dem Arzt und/oder Fastenleiter. Sonst wie vor beschrieben weiterverfahren.

b) Darmreinigung durch Einlauf

Beim Kauf des Einlaufgerätes (= Irrigator, 1 l Inhalt) sollten Sie prüfen, ob das „Kränchen" funktioniert. Lassen Sie sich das Zusammensetzen (Schlauch, welche Anschlußstücke sind wofür gedacht) erklären, denn die Beschreibungen sind oft unzureichend. Die Hersteller gehen wahrscheinlich davon aus, daß der Irrigator mehr bei Verstopfungen eingesetzt wird und weniger im Fasten. Wir empfehlen den Fastenden, zusätzlich ein Einmal-Darmrohr (Rüsch 8 mm, Weichgummischlauch), das aber mehrmals benutzt werden kann, zu kaufen. Schneiden Sie den Anschlußstutzen des Weichgummischlauches ab, dann läßt er sich mühelos in den Irrigatorschlauch stecken. Der Vorteil dieses Einmal-Darmrohres liegt darin, daß es nicht so starr ist wie der Kunststoff-Anschlußstutzen, zum anderen aber länger. Es kann daher weiter in den Darm eingeführt werden.

● Befestigung/Aufhängung des Irrigators
Hier kann ein S-Haken oder ein starker Bindfaden hilfreich sein. Das Gerät soll etwa in Türklinkenhöhe angebracht werden. Klebehaken sind nicht zu empfehlen; sie lösen sich eventuell, und es kommt zu einem unfreiwilligen Bad. Stellen Sie

den Topf auch nicht auf den Waschbecken- oder Wannenrand. Wenn Sie sich bewegen, könnte er herunterfallen.

● Einlaufflüssigkeit und -menge
Füllen Sie das Maß mit 1 l körperwarmen Wassers. Nehmen Sie ein Badethermometer zu Hilfe.
Sie können einige Tropfen Zitronensaft oder Kamillosan in das Wasser geben. Je niedriger die Wassertemperatur, desto größer der Reiz. Allerdings sollte eine Temperatur von 19–20 °C nicht unterschritten werden.

● Und so machen Sie's:
Bei der Durchführung des Einlaufs ist besonders auf Hygiene zu achten. Ferner sollte die Raumtemperatur angenehm, der Fußboden nicht zu kalt sein, damit es Ihnen nicht zu kühl wird und Sie sich verkrampfen.
Legen Sie nun ein der Länge nach doppelt gefaltetes Badelaken auf den Boden und vielleicht ein kleines Kissen unter den Kopf. Halten Sie ein Waschläppchen oder einige Blatt Toilettenpapier bereit, wenn es mal sehr flott gehen sollte.
Das Darmrohr bzw. die Einlaufspitze cremen Sie mit Vaseline oder einer anderen Salbe (nur keine Salbe, die Wärmereiz verursacht, z. B. Rheumasalbe) ein. Füllen Sie den Topf mit Wasser (s. oben) und lassen Sie zunächst soviel Wasser in das Waschbecken laufen, bis sich keine Luft mehr im Schlauch befindet. Gleichzeitig wärmt

sich der lange Schlauch ein wenig auf. Das Kränchen drehen Sie nun auf „zu" bzw. das Darmrohr wird abgeklemmt. Das geht gut mit der Klemme vom Dampfentsafter bzw. von Hand.

Möglichkeit 1

Legen Sie sich ganz entspannt, ja gemütlich auf die linke Seite (wegen der Anatomie des Darmes) auf das Badetuch. Ganz locker lassen, nicht verkrampfen, tief durchatmen. Haben Sie keine Angst, es kann nichts passieren. Wenn Sie das Darmrohr einbringen, pressen Sie so, als ob Sie den Stuhl herausdrücken wollten. Das Einführen des Schlauches merken Sie dann gar nicht. Jetzt lassen Sie soviel Wasser wie möglich einfließen und halten es, so lange es geht. Spüren Sie schon einen gewissen Drang, bevor die ganze Flüssigkeitsmenge eingelaufen ist, setzen Sie den Vorgang nach der Stuhlentleerung fort. Sie sollten den Einlauf wiederholen, wenn große Stuhlmengen zu Tage kommen und Sie das Gefühl haben, daß der Darm noch nicht ganz leer ist (s. Serien-Einlauf S. 45).

Möglichkeit 2

Sie gehen in den Knie-Ellenbogen-Stand, sonst verfahren Sie wie vor geschildert. Eventuell den Topf etwas höher anbringen.

Möglichkeit 3

Einige Fastende empfinden es als angenehm, den Einlauf in der Badewanne zu machen. Die Wanne wird etwa 30 cm hoch mit warmem Wasser gefüllt. Rücken und Schultern sollten warm gehalten werden. Sonst wie unter Möglichkeit 1 beschrieben vorgehen.

- Was tun, wenn das Einlaufwasser vom Körper einbehalten wird?

Das kann vorkommen bei Fastenden, die vor und im Fasten nicht genügend trinken. Sie sollten versuchen, mehr Flüssigkeit zu sich zu nehmen. Der Einlauf sollte noch einmal vorgenommen werden. Während bei Darmreinigung mit Glaubersalz nicht vorauszusagen ist, wann der ganze Vorgang abgeschlossen ist, dauert der Einlauf sicherlich nicht länger als 10–15 Minuten; bei Serien-Einlauf entsprechend länger.
Berufstätigen empfehlen wir den Einlauf, bevor sie zur Arbeit gehen.
Beobachten Sie sich im Fasten ganz genau.
Sie bekommen dann auch ein Gespür dafür, ob Darmreinigung erforderlich ist oder nicht.
Wir empfehlen, möglichst täglich, spätestens an jedem zweiten Fastentag dafür zu sorgen.
Ein unsere Gruppen betreuender Arzt rät den sehr Verschlackten (das ist oft bei Rheumakranken der Fall), täglich einen Serien-Einlauf zu machen, d. h. 2–3 Einlaufdurchgänge nacheinander.

c) Andere Mittel zur Darmreinigung

Manche Fastende wehren sich gegen Glaubersalz oder Einlauf. Sie möchten die Darmreinigung mit Abführtee-Mischungen, Sennesblättern, Buttermilch, Sauerkrautsaft, Kanne Brottrunk, Rhizinusöl o. a. durchführen.
Bei diesen Abführmitteln ist entweder der Reiz auf den Darm zu gering und kurz oder aber zu stark. Wir empfehlen sie nicht.

Bittersalz (Magnesium sulfuricum)
Mehrere Fastenteilnehmer haben Bitter- statt Glaubersalz genommen. Die Wirkung war meistens recht gut, doch klagten einige über starke Schmerzen im Bauch bzw. in der Gallengegend.

F. X. Passage-Salz
Es schmeckt ähnlich wie Orangenbrause.
Wir empfinden das nicht unbedingt als angenehm. Die Erfahrung zeigt, daß die Wirkung oft ausbleibt und die Prozedur mit einem anderen Mittel wiederholt werden muß.
Dennoch hier einige Tips: 40 g F.X. Passage-Salz in einem hohen Glas mit ¼ l heißen Wassers verrühren. Vorsicht, es braust stark auf und steigt im Glas hoch! Nach dem Abklingen des Brausens geben Sie noch ½ l warmes Wasser dazu.
Trinken Sie die „Mayr-Orange" wie unter Glaubersalz beschrieben. Die Yoga-Übungen können auch hier hilfreich sein.

IV. Ein bewährter Tages-Fahrplan für die Fastenzeit

Am Abend vorher wird eine Thermoskanne mit Rosmarin-, Ginseng-, Wermut-Tee oder mit Tee nach Wunsch ans Bett gestellt (Rezepte s. S. 104 f.). Bereits frühmorgens mit dem Trinken zu beginnen, ist besonders wichtig für Fastende, die sich mit genügend Flüssigkeitszufuhr schwer tun. Wer so früh noch keinen Tee möchte, kann auch Mineralwasser zu sich nehmen, das nicht zu kalt sein darf.
Während des Tages – und eventuell auch nachts – Kräutertee oder Mineralwasser trinken.
Über den Tag verteilt oder bei Bedarf:
einige Zitronenschnitze auslutschen.

Morgens

Der Wecker ertönt eher als sonst. Wie angenehm, etwas Zeit ganz für mich allein zu haben!
Der erste Schluck Tee im Bett tut gut. Der Fastende döst noch etwas vor sich hin, aber Schlückchen für Schlückchen macht der Tee ihn wach.
Jetzt bitte nicht plötzlich aufstehen, sondern noch im Bett beginnen mit

- Yoga-Übungen

Sie sind ab S. 54 beschrieben.
Es folgt die tägliche Darmreinigung mit

- **Einlauf**

Wie's geht, ist ab S. 42 genau erklärt.

Suchen Sie sich nun aus den nachfolgend beschriebenen Kneipp-Anwendungen, die alle Ihr Wohlbefinden steigern können, die für Sie passende aus. Kneipp sagt aber, daß seine Wasseranwendungen nur durchgeführt werden sollen, wenn der Körper durch und durch warm ist. Ist das nicht der Fall, empfehlen wir zunächst die

- **Bürstenmassage**

Mit einer mittelharten Naturborstenbürste oder einem Naturmassageschwamm immer von der Peripherie zum Herzen hin ca. 3 Minuten intensiv bürsten. Krampfadern aussparen.

- **Kaltwasser-Abwaschung**

Den ganzen Körper mit einem Naturschwamm mit kaltem Wasser in Richtung Herz, im Uhrzeigersinn kreisend, rasch abwaschen. Sie können dem Wasser etwas Obstessig oder Rosmarin-Milch zusetzen. Anschließend hüllen Sie sich in ein Badetuch oder einen Bademantel und kuscheln sich für etwa 15 Minuten wieder ins Bett. Ihnen wird bald wohlig warm werden.

- **Wassertreten**

Abends Wasser etwa knöchelhoch ins Duschbecken oder in eine genügend große Schüssel laufen lassen und am Morgen dann das Wassertreten ausführen. Dabei die Füße abwechselnd aus dem Wasser heben, das Ganze dauert etwa 1–2 Minuten lang. Nicht abtrocknen, sondern Wollsocken anziehen und eine Weile nachruhen.

- Tautreten (eventuell Schneetreten)

1–2 Minuten durch taufeuchtes Gras oder sauberen Schnee laufen, nicht abtrocknen, Wollsocken anziehen, Nachruhe.

- Wechselduschen

Die Temperaturen sollen schon unterschiedlich sein, wählen Sie sie aber nach Ihrem Befinden. Stets warm beginnen und kalt aufhören. Entweder trockenfrottieren und warm anziehen oder nicht abtrocknen, in ein Tuch hüllen und Nachruhe im Bett halten.

- Hautpflege

Die Haut, unser großes Ausscheidungsorgan, bedarf im Fasten besonderer Pflege.
Natürliches Hautfunktionsöl in die noch **nasse** Haut einmassieren. Sie nimmt das Öl dann besser auf. Es kann auch ein kaltgepreßtes Oliven- oder Leinöl sein. Sparsam verwenden.

Mittags

- Mittagsmahlzeit:

1–2 Tassen Gemüsebrühe (s. S. 115) oder
1 Glas milchsaurer Gemüsesaft oder
frisch gepreßter Gemüsesaft, mit Mineralwasser verdünnt, eventuell leicht angewärmt, jeweils mit 1 Teelöffel Hefeflocken.

Machen Sie sich Ihren Eßplatz freundlich zurecht und löffeln Sie ganz langsam Ihre Brühe oder Ihren Saft. Gut einspeicheln.
Nach der Mahlzeit wird 1–2 Stunden Bettruhe mit einem

- Leberwickel

gut tun. Es ist nicht günstig, den Leberwickel unter Zeitdruck zu machen. Haben Sie mittags nicht die Möglichkeit dazu, sollten Sie es aber nach der Abendmahlzeit entsprechend einrichten.
So legen Sie den Wickel an:
Ein Leinentrockentuch (oder ein anderes Leinentuch) von ca. 50×70 cm Größe der Länge nach falten, ein Drittel dann in heißem Wasser tränken, auswringen und so auf die Lebergegend (rechter Rippenbogen) legen, daß das trockene Ende nach rechts übersteht. Eventuell eine angenehm warme Wärmflasche auflegen und die restlichen zwei Drittel des Tuches als Doppellage darüberfalten. Eine Wolldecke oder ein Badelaken vorher im Bett so ausbreiten, daß Sie sich jetzt rundherum darin einhüllen können. Decken Sie sich so zu, daß es

für Sie wohlig warm ist. Wahrscheinlich werden Sie einschlafen.
Bevor Sie aufstehen, recken, räkeln, strecken, dehnen Sie sich und gähnen Sie nach Herzenslust. Sie dürfen auch so richtig stöhnen dabei. Machen Sie ein paar tiefe Atemzüge und „atmen" Sie alles weg, was Sie belastet.
Nun stehen Sie bedächtig auf (s. S. 58).
An dem Tag, an dem Sie ein Vollbad nehmen (Wasser nicht über 37 °C warm), lassen Sie den Leberwickel weg.
Wenn Ihre Zeit es erlaubt, suchen Sie sich jetzt eine Ihnen zusagende

- Yoga-Übung

aus (ab S. 54 beschrieben).

Nachmittags

- Zwischenmahlzeit:

Kräutertee nach Bedarf mit ¼ Teelöffel Honig.
Wenn der Kreislauf es erfordert: 1 Glas leichter Schwarztee mit ¼ Teelöffel Honig.

Umfassen Sie das Teeglas mit beiden Händen; es spendet Ihnen eine angenehme Wärme. Nehmen Sie sich Zeit zum **Löffeln**.
Danach nach Möglichkeit Bewegung an frischer Luft: Spaziergang, Radfahren, Gartenarbeit o. a. Bitte nicht zu sehr anstrengen! Lernen Sie, Ihre Grenzen zu erkennen und einzuhalten.

Abends

- Abendmahlzeit:

1 Glas milchsaurer Gemüsesaft, eventuell frisch gepreßter Gemüsesaft, mit Mineralwasser verdünnt, langsam löffeln, kauen, einspeicheln.

Gönnen Sie sich bitte Zeit für Ihr „Essen".
Auch ein Glas Saft kann appetitlich serviert werden: Serviette auf einen Teller legen, ein hübsches Glas mit Saft füllen, mit Zitronenschnitz garnieren.
Versuchen Sie doch mal, mit Hilfe eines Strohhalms zu „nippen".
Wie wär's jetzt mit einem Abendspaziergang?

Nun ist es Zeit für weitere abendliche

- Yoga-Übungen

Es wäre von Vorteil für Sie, wenn Sie Yoga regelmäßig in Ihr Tagesprogramm aufnehmen würden, auch nach dem Fasten. Es kann zu einer „neuen Gewohnheit" für Sie werden.
Lesen Sie nach ab S. 54.

- Tagesrückblick

Wie war der Tag heute? Lassen Sie ihn noch einmal Revue passieren und machen Sie – wenn nicht bereits geschehen – entsprechende Eintragungen in den Fastenkalender (s. S. 136 ff.) oder in das Fasten-Tagebuch.

Haben Sie noch Vorbereitungen für den nächsten Tag zu treffen? Ist der Tee bzw. das Mineralwasser für den „Morgengruß" schon bereitet?

- Zur Nacht

Genießen Sie als „Betthupferl" noch ein Glas Kräutertee, z. B. Baldrian-Hopfen- oder Gute-Nacht-Tee.
Entspannen Sie sich, schalten Sie ab, lösen Sie sich vom Geschehen des vergangenen Tages. Freuen Sie sich auf den neuen Tag!

„Ich lasse los,
Ruhe, Stille, Frieden kehren in mir ein."
„Ich werde gut und fest schlafen
und morgen früh frisch und froh erwachen."
(Rauch)

V. Warum „Fasten mit Yoga"?

Der Verzicht auf feste Nahrung bewirkt eine Entschlackung des menschlichen Körpers. Dies macht Seele und Geist des Menschen offen und frei. Der Mensch, der gefastet hat, erlebt sich, seine Mitmenschen und seine Umwelt viel intensiver als vorher. Vor allem fühlt er sich auf neue und überraschende Weise in ganzheitlichem Sinne als Einheit von Körper, Seele und Geist.
Dieser Prozeß kann wesentlich unterstützt werden durch Yoga, was „zusammenbinden, fest zusammenhalten, anschirren, anspannen, anjochen" bedeutet. Körper, Geist und Seele werden „aneinandergebunden". Dies wird erreicht durch körperliche Übungen, die Seele und Geist auflockern und so den Menschen empfänglicher machen.
Yogaübungen sind in besonderer Weise geeignet, die heilsamen Wirkungen des Fastens schneller und intensiver als sonst zu erfahren.
Beim Yoga gibt es einen Acht-Stufen-Weg. Dieses Buch vermittelt Kenntnisse über den dritten Weg „Hatha Yoga" und den vierten Weg „Pranayama" sowie über Meditationshilfen (Entspannungsübungen).
Hatha Yoga ist ein Weg zur vollkommenen Gesundheit durch Körperübungen. Hatha Yoga hat sich im Verlauf von Jahrtausenden zu einer umfassenden Wissenschaft entwickelt, vor allem in Indien. Man erreicht eine Zunahme der Konzentrationsfähigkeit und steigert die Widerstandsfähig-

keit. Das Nervensystem wird gekräftigt.
Pranayama ist die Lehre vom Atem, eine Atem- und Energielenkung. In dem Buch „Yoga von A–Z" kann man u. a. lesen: Pranayama ist zusammengesetzt aus den Wörtern prana = Lebensatem, Lebenskraft und ayana = Dehnung. Erreicht wird also eine verlängerte Atmung. Jedes Pranayama dient der Gesundheit und meditativen Zielen.
Mit der Meditationshilfe und den Entspannungsübungen gelingt es, in einen „Alpha-Zustand" zu gelangen, d. h. in einen Zustand zwischen Wachen und Schlafen. Die Frequenz der Gehirnwellen liegt dabei zwischen 8–12 Hertz. Die normale Frequenz beträgt 13–26 Hertz, diese Hirnwellen werden als „Beta-Wellen" bezeichnet und bedeuten Aktivität, ein waches Bewußtsein. Im Gegensatz hierzu ist die Frequenz bei der Meditation geringer, nämlich zwischen 4–8 Hertz. Diese Art von Hirnwellen werden als „Theta-Wellen" bezeichnet. Festgestellt werden diese Frequenzen anhand eines Elektroenzephalogramms (EEG). Auf dem Acht-Stufen-Weg finden wir die Meditation auf der siebten Stufe. Mit diesem Hinweis möchten wir Ihnen erklären, warum wir die Bezeichnung Meditations„hilfe" gewählt haben.
Yoga-Übungen (Asanas) zielen generell darauf ab, daß der einzelne Mensch sich als Einheit von Körper, Geist und Seele empfindet. Da das Fasten letztlich auch dieses Ziel verfolgt, können seine heilsamen Wirkungen praktisch mit allen Yoga-Übungen unterstützt werden.

Fasten und Yoga sind Lernprozesse, die langfristige Auswirkungen auf unsere Lebensqualität haben. Sie fördern unser Selbstvertrauen und unsere Verantwortung. Beim Fasten schaltet unser Organismus auf Eigenversorgung um. Alles wird langsamer, alles kann ruhiger werden, eine „Pause" im Lebensrhythmus. Diese Zeit ist günstig für eine Reinigung, Entgiftung und Entschlackung.
Wir besinnen uns nach außen und nach innen.
Yoga fördert ganz wesentlich alle Lebensprozesse und damit körperliche, geistige und seelische Gesundheit.
Fasten kann Einfluß auf unsere seelische Verfassung nehmen. Mit Yoga haben wir die Möglichkeit, unser eventuell belastetes seelisches Gleichgewicht zu normalisieren.
Durch Asanas und Atemübungen kommt es zur Unterstützung des Stoffwechsels und damit zu einer besseren Verdauung. Die verschiedenen Asanas stärken das Rückgrat und fördern das Wohlbefinden. Asanas und Pranayama unterstützen die Leber in ihrer Entgiftungsfunktion.

Mit der Meditationshilfe stärken wir unseren Willen, unser Nervensystem und vor allem das positive Denken.

Die Fastenzeit ist geeignet, auf die Signale des Körpers zu achten. Wir sollten wieder lernen, die Sprache unseres Körpers zu verstehen.
Fastenzeit ist immer eine Herausforderung. Mit Yoga, Pranayama und Meditationshilfe erhalten

wir die Fähigkeit, die Gedanken auf bestimmte Körpergebiete zu lenken und zu konzentrieren. Muskeln und im Alltag vernachlässigte Körperpartien werden reaktiviert. Gezielte Übungen, bewußtes Fühlen und Atmen helfen uns, Verspannungen zu erspüren und zu lösen.

Allgemeine Hinweise für die Yoga-Übungen

Yoga-Übungen werden vorzugsweise in einem ruhigen, warmen Raum durchgeführt. Die Kleidung sollte bequem sein. Benötigt werden eine genügend große Matte oder Decke und eventuell ein kleines Kissen für den Kopf oder den Nacken.
Für alle Übungen gilt die Regel, daß durch die Nase ein- und ausgeatmet wird. Abweichungen von dieser Regel werden gesondert vermerkt.
Jede Yoga-Übung sollte mit der Stellung des Savasana beginnen. Gemeint ist damit die Stellung des „toten Mannes", die folgendermaßen ausgeführt wird. Legen Sie sich auf Ihre Decke, und zwar auf den Rücken. Die Arme liegen entspannt zu beiden Seiten des Körpers. Die Handflächen sind nach oben offen, als wenn Sie einen Apfel halten wollten. Die Fußspitzen zeigen nach außen.
Für die Begleitung des Fastens schlagen wir die folgenden Yoga-Übungen vor.
Beginnen wir morgens gleich nach dem Aufwachen damit.
So schreibt Yesudian in seinem Buch „Sport und Yoga" u. a.: „Beim Erwachen sei dein erster

Gedanke die GESUNDHEIT . . . Laß nie zu, daß Groll, Haß, Verachtung, Habsucht, Neid, Eitelkeit und ähnliche niedere Gefühle deine Seele berühren. Derartige Gefühle bringen im Menschen gefährliche Strömungen in Gang, vergiften Seele und Leib, und die Folge davon ist Krankheit . . . Beginne deine Übungen mit der Ausschaltung des Angstgefühls, schaue voll Vertrauen in die Zukunft und beginne die tiefen Einatmungen in dem Glauben an die Heilkraft der Übungen: Ruhe, Frohsinn, Geduld und Festigkeit erfüllen deine Seele."

Sie liegen noch im Bett, dehnen, recken und räkeln sich nach Herzenslust. Denken Sie dabei: „Ich dehne mich wohlig aus, Ruhe und Wohlgefühl sind in mir, ich schaffe das, was ich mir vornehme."
Vielleicht haben Sie das Bedürfnis zu gähnen.
Mit diesem Gähnen atmen Sie eine große Menge von Kohlendioxyd aus. Spüren Sie, wie wohltuend dieses Gähnen für Sie war!
Legen Sie die Hände auf den Bauch. Drücken Sie leicht mit den übereinandergelegten Händen den Leib zur Wirbelsäule hin und atmen dabei aus mit einem sch, sch, sch, usw. Wenn Sie die Hände vom Bauch wegnehmen, spüren Sie, wie durch die Nase Prana einströmt. Wenn Sie 3–5 mal diese Bauchatmung durchgeführt haben, wurde die Verdauung durch die Massage der inneren Organe angeregt.
Bevor Sie jetzt aufstehen, fahren Sie mit den Beinen „Fahrrad", vorwärts, rückwärts, den Berg hinauf, bewegen Sie die Zehen dabei und lassen

Sie den Atem kommen und gehen, halten Sie die Luft nicht an.
Anschließend rollen Sie sich auf die Seite, setzen sich bedächtig auf die Bettkante und lassen die Beine baumeln. Dann richten Sie sich langsam auf: Sie stehen mit beiden Beinen fest auf der Erde. Spüren Sie, wie der Boden Sie trägt, wie Sie sich der Erde anvertrauen können. Wenn Sie stehen, nehmen Sie die Arme ganz langsam nach oben und lassen die Einatmung durch die Nase geschehen. Beim Senken der Arme atmen Sie langsam und bedächtig aus. Atmen Sie heraus, was sie belastet, lassen Sie los, halten Sie die Stoffwechselschlacken nicht fest. Das würde Sie beim Fasten nur belasten. Auch diese Übung 3–5 mal wiederholen.

Bleiben Sie eine Weile ruhig stehen. Fragen Sie sich: „Wie fühle ich mich jetzt?"
Eine weitere Übung ist der „Marsch auf der Stelle". Vielleicht können Sie das Fenster öffnen. Bei diesem Lauf werden die Füße nur so weit angehoben, daß die Zehen den Kontakt mit dem Boden behalten. Arme und Schultern werden tüchtig mitbewegt. Schütteln Sie alle Last von Ihren Schultern! Laufen Sie so einige Minuten, vielleicht haben Sie jetzt Lust, einen tiefen Seufzer zu machen.
Anschließend auf einer Matte oder Decke auf dem Boden in der Rückenlage die Wohltat nachspüren. Bleiben Sie eine Weile ruhig liegen, genießen Sie die Entspannung.

Wenn Sie sich vom Boden erheben, ziehen Sie die Beine an und rollen Sie sich auf die Seite, stützen sich mit einem Arm ab und gehen in die Sitzstellung, anschließend in den Vierfüßler-Stand, stellen ein Bein vor, mit den Händen auf den Oberschenkel drücken, und Sie kommen zum Stand.

● „Antimeteorismushaltung"
Diese Haltung beseitigt Blähungen, stärkt die Arm-, Bauch- und Rückenmuskeln. Die Gelenkigkeit der Knie- und Hüftgelenke wird gefördert. Der Darminhalt wird durch die Zwerchfelltätigkeit weiterbefördert (günstig bei Verstopfung), deshalb rechts beginnen. Das verbessert die Tätigkeit von Leber, Milz und Magen.

Ausführung: Ausgehend von der entspannten Rückenlage (toter Mann) sind folgende Stellungen möglich.
a) Rechte Seite: Das rechte Bein wird angewinkelt, zur rechten Bauchhälfte gezogen, die Hände umfassen das Knie. In die linke Bauchhälfte atmen, etwa fünfmal. Beim Auflösen der Übung zuerst die Hände und Arme zurücklegen, dann den Fuß in Kniehöhe aufsetzen und die Ferse nach vorne gleiten lassen. Wenn Sie die rechte Seite mit der linken Seite vergleichen, empfinden Sie vielleicht, daß diese Seite länger, wärmer, schwerer ist als die linke.
b) Linke Seite: Wie unter a) beschrieben ausführen.

c) Beide Beine anwinkeln.
Die Hände umfassen beide Knie. Wiederum Bauchatmung, etwa fünfmal.
In der Entspannung die wohltuende Wirkung genießen.

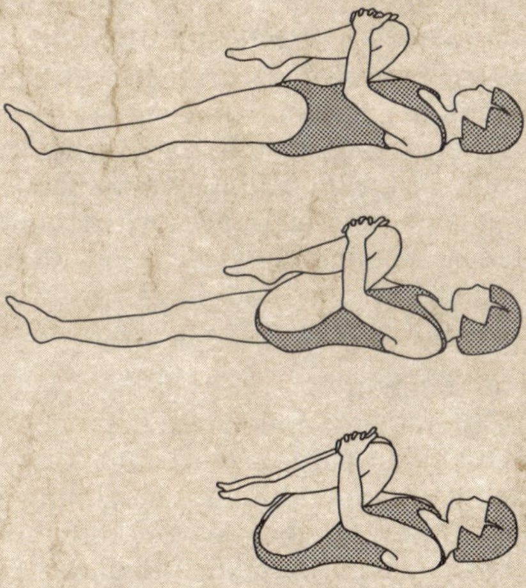

● „Schulterbrücke”
Macht die Wirbelsäule biegsam, regt die Verdauung an. Stärkt die Oberschenkel- und Rückenmuskulatur.

Ausführung: Ausgehend von der entspannten Rückenlage die Beine anwinkeln, Fußsohlen aufstellen, Kniegelenke und Fußgelenke in einer Richtung. Knie und Füße etwa eine Handspanne auseinander. Durch Druck auf die Fußsohlen wird die Wirbelsäule bis zu den Schulterblättern gehoben, was nicht unbedingt erreicht werden muß. Dabei den Atem „kommen und gehen” lassen. Beim Auflösen darauf achten, daß Wirbel für Wirbel abgerollt wird, zum Schluß eventuell das Gesäß etwas anspannen, um die Lendenwirbelsäule gut zum Boden zu bekommen. Das Gesäß auf die Matte bringen. Fersen wieder nach vorn gleiten lassen. Die wohltuende Wirkung genießen.

● „Doppelklammer”
(nach Feuerabendt und Hammer)
Nach Meinung der Autoren wird dabei die Wirbelsäule gedehnt und durchblutet. Die Übung ist ideal nach schwerer körperlicher Arbeit, bei Überlastung der Lendenwirbelsäule und daraus resultierenden Schmerzen aller Art. Die Baucheingeweide werden gepreßt mit nachfolgender Mehrdurchblutung und Anregung. Pressung der Hüftgelenke und Dehnung der Iliosakralgelenke. Lymphdrainage.

Ausführung: Entspannte Rückenlage, beide Beine anwinkeln, mit den Händen die Knie umfassen. In dieser Haltung 10 Atemzüge. Auflösung: Zuerst die Hände und Arme auf die Matte legen, Füße aufstellen, die Fersen langsam nach vorne gleiten lassen. Die wohltuende Wirkung erleben.

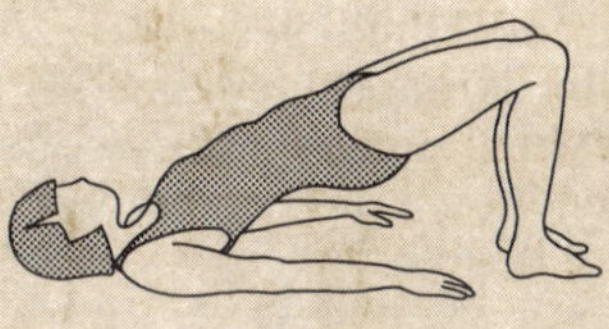

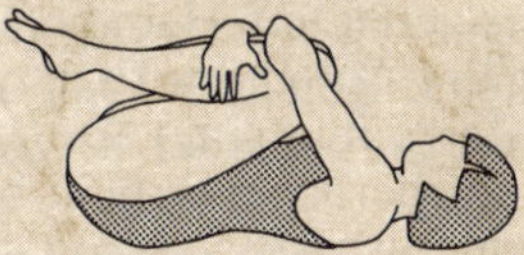

Übungen aus der Bauchlage

- „Kobra"

Stärkt die Rücken- und Bauchmuskulatur, lindert Kreuzschmerzen. Kräftigt die Nebennieren.

Ausführung: Bauchlage. Die Stirn berührt den Boden. Beine und Zehen sind gedehnt, die Füße geschlossen. Die Hände liegen unter den Schultern, die Unterarme eng am Körper. Während der Einatmung langsam die Stirn, das Kinn, die Schultern und den Oberkörper bis zum Bauchnabel mit Hilfe der Rückenmuskulatur heben. In der Endphase können wir uns mit den Händen – die Handflächen drücken auf den Boden – abstützen. Gesäß und Beinmuskeln entspannt lassen. In dieser Haltung einige Atemzüge machen. Mit der Ausatmung Wirbel um Wirbel zurück in die Bauchlage bringen.
Eine Entspannung in der Bauchlage erfahren Sie, wenn Sie den Kopf auf eine Seite legen. Die Arme liegen in der Nähe des Körpers auf dem Boden. Die Handflächen zeigen nach oben. Die Beine sind lang gedehnt, die Fersen fallen nach außen.

- „Panther"

Dehnt die Wirbelsäule, regt die Verdauung an, dehnt und kräftigt die Gesäß- und Oberschenkelmuskulatur.

Ausführung: Aus der Bauchlage heraus durch Hilfe der Hände, die wir in Schulterhöhe auf den

Boden setzen, Oberkörper aufrichten, das Gesäß heben und in Richtung der senkrecht gestellten Oberschenkel schieben. Der Oberkörper hängt zum Boden durch, Arme und Hände sind weit nach vorn gestreckt. Das Kinn berührt den Boden. Einige Male wiederholen, die Wirkung genießen.

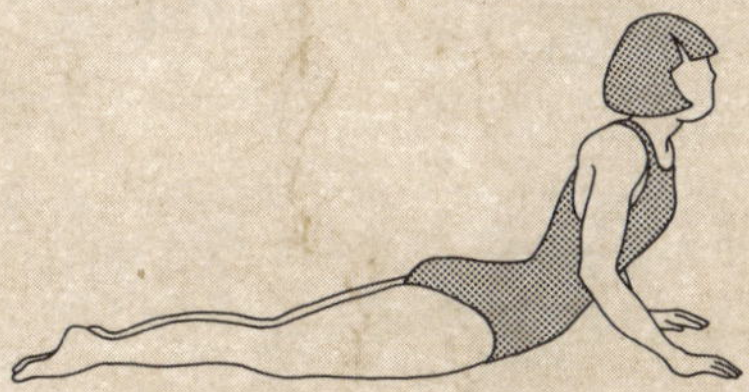

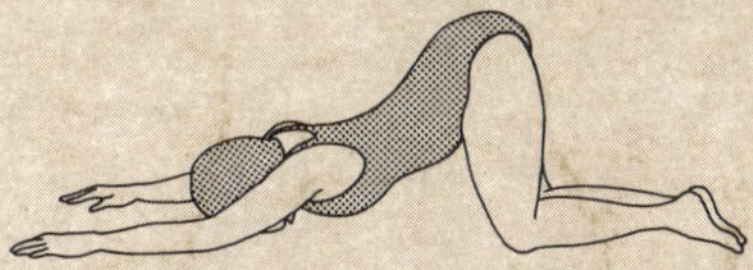

● „Pferderücken und Katzenbuckel"
Stärkt den Rücken und die Bauchmuskulatur.
Fördert die Verdauung.

Ausführung: Aus der Panther-Übung in den Vierfüßler-Stand gehen. Ausatmend gehen wir in den Katzenbuckel, den Kopf auf den Bauchnabel gerichtet. Wenn wir den Kopf anheben, senkt sich der Rücken (= Pferderücken). Gleichzeitig spüren, wie die Atmung in uns einströmt. Einige Male im Wechsel wiederholen.

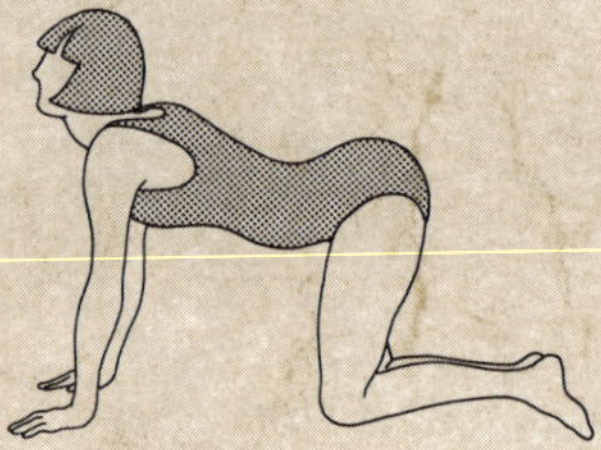

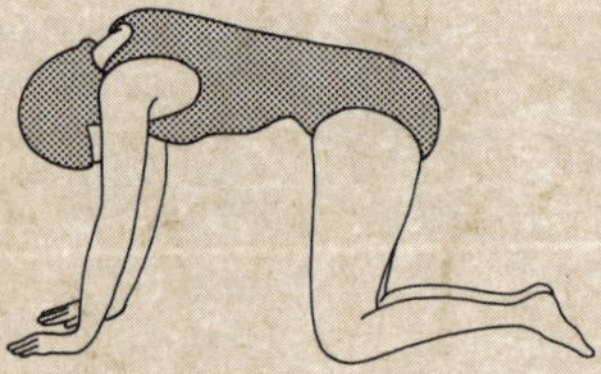

Schlußentspannung

Ausführung: Entspannte Rückenlage. Die Lage des Körpers wahrnehmen, spüren, daß der Rücken breit aufliegt. Die Ein- und Ausatmung durch die Nase geschehen lassen.
Die Augen schließen, dabei die Augenlider wie Rosenblätter auf den Augäpfeln spüren. Der Kiefer ist locker, die Zähne sind nicht aufeinander gepreßt. Die Stirn ist entspannt. Der Mund zeigt ein leichtes Lächeln. Konzentrieren Sie sich zunächst auf Ihre Beine. Ganz bewußt die Beine und Füße loslassen. Konzentrieren Sie sich jetzt auf den ganzen Körper. Der gesamte Rücken ist entspannt und liegt breit auf der Unterlage auf. Konzentrieren Sie sich auf die Schultern und den Nacken. Alles liegt schwer und angenehm auf dem Boden. Konzentrieren Sie sich auf Ihre Arme und Hände. Entspannen Sie diese bis in die Fingerspitzen hinein. Angenehmes Schwere- und Wärmegefühl bewußt wahrnehmen! Stellen Sie sich vor, daß Sie „Kraft und Energie" einatmen und „Wohlbefinden" ausatmen.
Die Eindrücke des Tages verlieren sich. Geräusche stören nicht mehr. Sie können sich dem Boden anvertrauen, er hält Sie, er trägt Sie.

Gähnen, recken, strecken Sie sich, gehen Sie in die Stockstellung. Arme nach oben gedehnt, die Beine geschlossen. Drehen Sie sich über den Rücken nach rechts und links im Wechsel. Atmen Sie dabei kräftig aus. Anschließend in die Käferhaltung:
Ein Käfer liegt auf dem Rücken, Hände und Beine werden kräftig strampelnd bewegt. Der Kreislauf wird dadurch angeregt, seine Tätigkeit wieder aufzunehmen.
Über die Seite langsam zum Sitzen kommen, über den Vierfüßler-Stand zum Stehen.
Um den sogenannten „inneren Schweinehund" zu besiegen, ist es wichtig, **alle** Übungen auszuführen. Sollte die Zeit dazu nicht reichen, können Sie z. B. die Doppelklammerhaltung, eine Entspannungshaltung und eine Atemführung durch Armbewegungen vornehmen: Arme langsam bis zur Waagerechten anheben und ebenso langsam wieder sinken lassen, dann das Gleiche wiederholen und Arme dabei bis zur Schräghaltung bzw. Senkrechthaltung bringen (s. Zeichnung).
Haben Sie den Unterschied der Ein- und Ausatmung erspüren können?

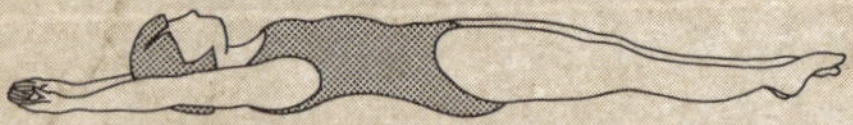

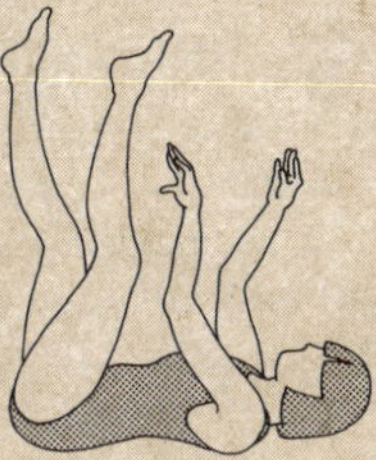

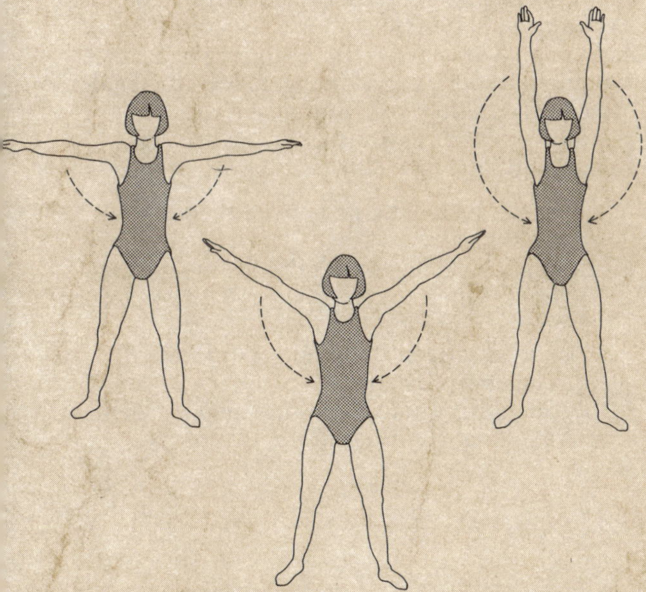

Ein guter Rat:

Konzentrieren Sie sich immer auf das, was gerade getan wird oder getan werden soll!
Eine große Hilfe kann es für Sie sein, wenn Sie sich die Yoga-Übungen einschließlich Morgen-Übung und Schlußentspannung auf eine Cassette sprechen. Wichtig ist es, daß das Besprechen der Cassette langsam erfolgt mit vielen Pausen.
In diesen Pausen können Sie erspüren, wie der Atem Ihr Befinden verändert hat und wie Sie sich so richtig wohl fühlen.
Außer den hier angeführten Formen gibt es noch zahlreiche andere Yoga-Übungen. Sie können der einschlägigen Literatur entnommen werden.
Für die Durchführung der Übungen nach dem Fasten sind folgende Hinweise allgemein wichtig:

- Nicht mit vollem Magen (1 – 2 Stunden nach dem Essen);
- Bewegungen langsam und bedächtig, in Endstellung verharren, bis es unbequem wird, oder lösen nach Angabe;
- keine ruckartigen Bewegungen, nichts erzwingen wollen;
- bei Schmerzen sofort aufhören und entspannen;
- auf die Übung konzentrieren.

VI. Fastenende – Fastenbrechen – Aufbau, wichtig und richtig

1. Fastenende

Es gibt verschiedene Möglichkeiten, das Fasten zu beenden und auf feste Nahrungszufuhr zurückzuschalten.
Wir machen mit dem nachstehenden Plan in unseren Fastengruppen gute Erfahrungen. Die Mengen sind ausreichend, manchmal sogar reichlich, die Verträglichkeit gut, und der Stuhlgang stellt sich – bis auf ganz wenige Ausnahmen – von selbst ein, und zwar auch bei langjährigen, hartnäckigen Stuhlverstopfungen.
Wir können beobachten, daß die Teilnehmer während der Aufbauzeit nicht so schnell an Gewicht wieder zunehmen, was in den meisten Fällen begrüßt wird. Manche verzeichnen sogar noch einen leichten Gewichtsrückgang während der „Rückschalttage".
Denjenigen, die körperlich schwer arbeiten müssen, oder auch hageren Teilnehmern, die gern schneller ein paar Kilogramm zulegen möchten, empfehlen wir – nach individuell beobachteter Verträglichkeit – die angegebenen Mengen zu erhöhen bzw. um ein Getreidesüppchen oder gedünstete Pellkartoffeln zu ergänzen.
Besonders wichtig ist es, die feste Nahrung gründlich zu kauen und einzuspeicheln. Nehmen Sie sich Zeit dazu. Haben Sie nicht die Geduld oder sind

Sie es gewohnt, das Essen „hinunterzuschlingen", sollten Sie die Nahrung besser vorher fein zerkleinern.
Der Beginn der Nahrungsaufnahme mit größeren Eiweiß- und Fettmengen kann zu Beschwerden führen. Je länger Sie Frischkost verzehren, desto günstiger sind die Auswirkungen auf Ihren Gesundheitszustand und Ihr Gewicht. Auf Salzzugabe sollte noch einige Tage verzichtet werden.

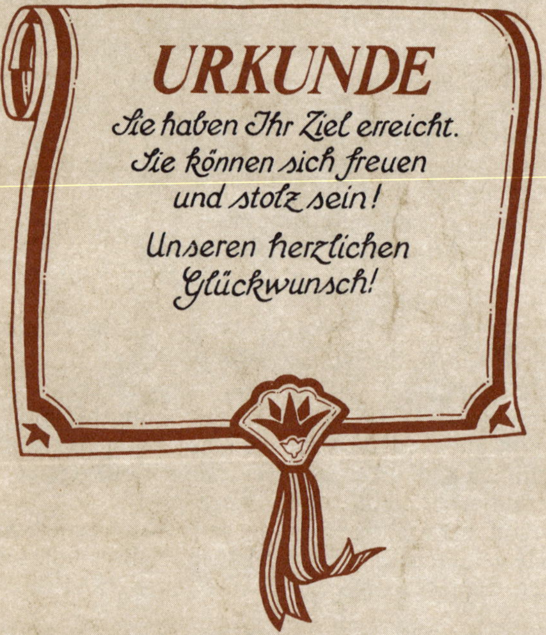

2. Fastenbrechen und Aufbau

Nun beginnt eine noch wichtigere Phase als das Fasten selbst, nämlich das Fastenbrechen und der Aufbau. Sie verdienen besondere Aufmerksamkeit, Sorgfalt und Disziplin.
Schon George Bernard Shaw sagte: „Jeder Narr kann fasten, aber nur ein Weiser kann das Fasten richtig brechen."
Handeln Sie also wie ein Weiser!
Bevor Sie das Fasten beenden, d. h. es mit fester Nahrung brechen, sollten Sie den Darm noch einmal gründlich reinigen. Das geschieht entweder mit 20 g Glaubersalz in ½ l heißer Flüssigkeit (s. S. 32 ff.) oder mit einem Einlauf (s. S. 42 ff.).
Die Verdauungsvorgänge, die Stoffwechselabläufe, die während des Fastens nahezu ruhten, müssen nun ganz vorsichtig wieder mehr in Gang gebracht werden. Die Produktion der Verdauungssäfte wurde im Fasten auf Sparflamme geschaltet. Während des Aufbaus läuft sie ganz langsam wieder an. Der Körper paßt sich der neuen Situation an; das geschieht individuell, schnell oder langsam. Das heißt: Der eine Fastende hört am besten schon mit einem halben Apfel auf, der andere kann einen ganzen Apfel „verkraften". Buchinger nennt die 3 Aufbautage „kritische Tage erster Ordnung".

Fastenbrechen – Erster Aufbautag

● **Frühmorgens**
Ich beende meine Fastenzeit mit einer „Fasten-Henkersmahlzeit“:

1 Glas Lieblingstee, eventuell mit ¼ Teelöffel Honig

Mein Fasten ist beendet. Ich stimme mich gedanklich darauf ein, daß ich wieder feste Nahrung zu mir nehme, und freue mich darauf.
War die Fastenzeit eine gute Zeit? Hat sie den gewünschten Erfolg gebracht? Von nun an werde ich stets daran denken:

„Essen ist eine Notwendigkeit, aber essen können, ist eine Kunst.“
(La Rochefoucauld 1613–1680)

● **Vormittags**
Festlich gedeckter Tisch mit Kerze und Blumen. Pflaumen in einem Schälchen nett angerichtet.

2 entsteinte Kurpflaumen einschließlich reichlich Einweichwasser

Diese Pflaumen, gereift in der Sonne Südfrankreichs, sehe ich mir eine Weile an. Ich spüre schon den Geschmack auf der Zunge.
Sie schmecken köstlich.

● **Mittagsmahl**
Ich zünde mir wieder eine Kerze an und stelle ein paar Blumen an meinen Eßplatz.

1 vollreifer kleiner Apfel mit „Schale, Stumpf und Stiel" (wegen der Pektine)

Meine Hände umfassen den Apfel, tasten ihn, streicheln ihn. Vor meinen Augen sehe ich einen blühenden Apfelbaum, die reifen Früchte in der Sonne, die Ernte im Herbst. Ich nehme mir Zeit, bevor ich in den Apfel beiße. In aller Ruhe genieße ich ihn. Wie gut er mir schmeckt!

- **Nachmittags**

Ich mache es mir recht gemütlich.

1–2 Glas Blähungstee mit ¼ Teelöffel Honig

Schluck für Schluck genieße ich diesen Tee. Er macht mich innerlich ganz warm.

- **Abendmahlzeit**

Auch kleine Mengen werde ich mir von nun an immer nett anrichten. Das sieht dann nach viel mehr aus.

Vorab 1 kleines Glas Butter- oder Schwedenmilch mit 1 Teelöffel Leinsamen
1 kleinen vollreifen Apfel in Spalten teilen (Apfelteiler), mit Zitronensaft bepinseln, zwischen die Spalten je 1 Scheibe Banane stecken, in die Mitte 1 eingeweichte Kurpflaume legen

Mein Obstteller sieht so verlockend aus. Ich betrachte ihn, schmecke das Obst schon im voraus. Ganz genüßlich und langsam kaue ich.

Ob ich wohl alles schaffe? Ich höre auf, wenn ich nicht mehr mag.
Erstaunlich, mit wie wenig ich auskomme!

● **Zur Nacht**
Ich bereite alles für die Nacht (eventuell auch schon für den nächsten Morgen) vor.

1 Glas Gute-Nacht-Tee mit ¼ Teelöffel Honig
Ein interessantes „Betthupferl". Es durchwärmt mich, macht mich schläfrig. Ich freue mich auf den Schlaf.

Ich habe nicht geglaubt, daß ich mit so wenig einfacher Nahrung auskomme. Nach dem Fasten genieße ich ja viel intensiver. In Zukunft werde ich bewußter essen.
Rundum zufrieden bin ich und werde gut schlafen.
Danke für das Fasten, danke für das Essen!

Zweiter Aufbautag

● **Frühmorgens**
Den Wecker habe ich um 20 Minuten früher gestellt, damit ich den Tag ohne Hektik beginne.

1 Glas Rosmarin- oder Ginseng-Tee

Der Tee wird meine „Lebensgeister" wecken. Ich freue mich auf mein Frühstück, ich begrüße den neuen Tag!

Frühstück
Nett hergerichteter Tisch, mit Kerze oder Blumen.

2 eingeweichte Kurpflaumen oder Feigen einschließlich Einweichwasser

Die Früchte haben sich voll Wasser gesogen; wie groß sie jetzt sind! Ich betrachte sie und denke daran, durch wie viele Hände sie gingen, bis sie zu mir gelangten.
Niemand kann für sich allein und isoliert durchs Leben gehen. Ich werde von nun an allen Menschen freundlicher begegnen.

Mittagsmahl
Auch kleine Mengen werde ich appetitlich anrichten. Das Auge ißt mit!

100–150 g Apfel-Möhren-Frischkost, ganz fein gerieben, mit einigen Tropfen Zitronensaft, 1 Teelöffel Kaltpreßöl und 1 Teelöffel gehackten frischen Kräutern vermengen

Orange-weiß-grün, dieses Farbenspiel auf meinem Teller regt meinen Appetit an. Und wie das schmeckt! Aber ich esse nicht weiter, wenn ich gesättigt bin – mag es auch noch so gut munden.

Nachmittags
Ich mache eine Pause und setze mich ganz bequem hin.

1–2 Glas Kräutertee, eventuell mit ¼ Teelöffel Honig

Ich spüre, daß meine Verdauungsorgane wieder anfangen zu arbeiten. Tee mit Honig wird mich munter machen.

- **Abendmahlzeit**

Der zweite Aufbautag soll einen gebührenden Abschluß bekommen. Ich mache mein Essen nett zurecht.

Vorab 1 Glas Blähungstee, ohne Honig
1 Apfelrosette, wie am vorigen Abend fertiggemacht, zusätzlich 3–4 Haselnußkerne

Obst mit Nüssen, das wird köstlich schmecken. Ich werde besonders intensiv kauen und einspeicheln.

- **Zur Nacht**

Der Schlaf wird mir gut tun.
Nicht vergessen: Wecker früher stellen, damit genügend Zeit bleibt für einen Tagesanfang ohne Hektik.

1 Glas Butter- oder Schwedenmilch, 2 gehäufte Teelöffel frisch geschroteter Leinsamen eingerührt, oder ½ Glas Sauerkrautsaft, mit Mineralwasser aufgefüllt, mit Leinsamen

Ich genieße Löffel für Löffel.
Es war heute ein guter Tag. Ich bin glücklich und zufrieden. Gute Nacht!

Dritter Aufbautag

- **Frühmorgens**

Die Nacht war gut. Ich bin voll ausgeruht.

1 Glas Rosmarin- oder Ginseng-Tee mit ¼ Teelöffel Honig

- **Frühstück**

Ich empfinde es als sehr angenehm, daß ich mir morgens Zeit nehme für mein Frühstück.

Frischkornbrei:
1 Eßlöffel frisch geschroteter Hafer, verrührt mit 2 Eßlöffeln lauwarmen Wassers
Ferner: je 1 Teelöffel Leinsamen und Sonnenblumenkerne, 1 Eßlöffel Bioghurt, je 1 Hauch Anis, Fenchel, Vanille, Zimt, 1 feinger. Apfel

Wie ich mich auf mein Frühstück freue! Wie das Frühstück, so der Tag: Es wird also ein guter Tag werden!

- **Mittagsmahl**

Mein Tisch ist hübsch gedeckt. Ob ich wohl die ganze Menge an Frischkost schaffe?

200 g Frischkost, z. B. Kohlrabi und Blumenkohl
Tunke: 1 Eßlöffel Sahne, 1 Teelöffel Kaltpreßöl, je 1 Hauch Muskatblüte und Pfeffer
Garnitur: 1 Teelöffel gehackte Petersilie oder Schnittlauch.

Bis jetzt habe ich mir nicht vorstellen können, daß mir die Mahlzeiten so viel Freude bereiten!
Ich werde intensiv kauen – zur Unterstützung der Verdauungsarbeit.
Nach dem Essen nehme ich mir Zeit für eine Besinnungspause. Ich lege mich lang und flach hin, das allein ist schon eine Wohltat für meine Leber.

- **Nachmittags**

Ich merke, wie die Wiederaufnahme der Verdauungstätigkeit mich etwas müde macht.

1 Glas Lieblingstee, eventuell leichter Schwarztee, mit etwas Honig

Das wird meinen Kreislauf anregen.
Leichte Bewegung an frischer Luft tut jetzt gut.

- **Abendmahlzeit**

Es macht mir Spaß, meine erste „Salatplatte" nach dem Fasten zusammenzustellen.

1 Glas Kräutertee nach Wahl, ohne Honig
Frischkostplatte: 200 g Gemüse nach Jahreszeit und Wahl, z. B. Kopfsalat, Chicorée, Gurke, Tomate.
Tunke: 1 Eßlöffel Bioghurt, 1 Teelöffel Kaltpreßöl, 1 Prise Salatgewürz, 1 Teelöffel Zitronensaft
Garnitur: Kräuter (Kresse, Schnittlauch, Pimpinelle)

Erstaunlich, wie sich mein Geschmacksempfinden im Fasten geändert, sprich normalisiert hat. Salz und Zucker vermisse ich gar nicht.

● **Zur Nacht**
Für das Frühstück ist alles vorbereitet. Ich bin müde und werde gut schlafen.

Mein Gute-Nacht-Gruß ist heute:
1 Glas Gute-Nacht-Tee oder
½ Glas Sauerkrautsaft mit Mineralwasser aufgefüllt,
2 geh. Teelöffel Leinsamen eingerührt

Im Fasten fühlte ich mich meistens frischer als heute. Ich habe gemerkt, wie die Verdauungsarbeit wieder mehr Energie in Anspruch nimmt, das macht mich etwas müde und matt.
Im Schlaf werde ich Kraft finden.

3. Unser Verdauungsapparat braucht Hilfe

Damit der Übergang auf feste Nahrung ohne Schwierigkeiten vonstatten geht und der ganzheitliche Erfolg der Fastenkur nicht in Frage gestellt wird, sollten Sie folgendes beherzigen:
– Legen Sie jetzt den Grundstein für Ihre künftigen Ernährungsgewohnheiten: Essen Sie bewußt – vollwertig – vielseitig – mit Maß!
– Essen Sie nur, wenn Sie Hunger haben, und dann nur so viel wie nötig und so wenig wie möglich. Geben Sie Appetitlaunen nicht nach! Sie haben erkannt, mit wie wenig der Körper auskommt. Alles, was zu viel ist, belastet, wird eingelagert und macht auf Dauer krank.

– Machen Sie sich auch kleine Portionen nett und appetitlich fertig. Das Auge ißt mit: „Das Wasser läuft mir im Munde zusammen!"
– Nehmen Sie sich Zeit für Ihre Mahlzeiten. Genießen Sie sie mit Lust und Freude in einer angenehmen Atmosphäre. Besinnen Sie sich zunächst auf Ihr Essen, bevor Sie es einnehmen.
– Wählen Sie eine ballaststoffreiche Vollwert-Ernährung mit hohem Frischkostanteil. Nehmen Sie die Umstellung aber recht behutsam vor, mit „Darmgefühl" (Rezepte ab Seite 102).
– Nehmen Sie erst später Salz, Fett und tierisches Eiweiß wieder dazu, und dann nur in geringen Mengen. Salz bindet viel Wasser im Körper. Sie würden sich aufgebläht fühlen und auch schnell wieder an Gewicht zunehmen.
– Denken Sie daran, ausreichend zu trinken.
– Alkohol, Nikotin und Bohnenkaffee sollten Sie meiden oder wenigstens in der Menge stark reduzieren. Das Fasten bietet ja die beste Gelegenheit, sich von diesen Genußgiften zu lösen.

Wenn Sie diese Ratschläge und den Speiseplan für die Aufbautage gewissenhaft befolgen, vermeiden Sie
– Völlegefühl, Blähungen
– Unwohlsein, Mattigkeit
– schnelle Gewichtszunahme.

Das Fastenbrechen und der Plan für die Aufbautage sind ab S. 73 beschrieben. Bitte denken Sie an das rechtzeitige Einkaufen!

Die Aufbauzeit sollte für je 7 Fastentage 3 Tage betragen. Bei 21 Fastentagen z. B. 3×3 = 9 Tage. Sie können sich während dieser Zeit – das muß aber nicht sein – etwas abgeschlafft, matt oder müde fühlen, besonders nach den Mahlzeiten. Haben Sie Geduld! Die Energie, die im Fasten frei wurde, wird jetzt wieder benötigt für den Stoffwechsel. Bettruhe mit einer Wärmflasche an den Füßen und/oder auf dem Bauch kann nun – besonders nach dem Essen – sehr hilfreich sein. Aber auch ein Spaziergang an frischer Luft tut gut. Dabei 4 Schritte lang einatmen, 8 Schritte lang ausatmen. Die Tätigkeit des Darmes können Sie unterstützen durch Joghurt, Butter- oder Schwedenmilch mit einem hohen Anteil an L+-Milchsäure sowie Leinsamen, eingeweicht oder frisch grob geschrotet. Der Darm funktioniert nach dem Fasten meist besser als vorher. Keine Angst, wenn der erste Stuhlgang sich erst nach 3 Tagen von selbst einstellt. Der Darm muß sich zunächst wieder füllen, und das kann bei einer Darmlänge von 7–8 m so lange dauern. Übrigens: Das Gewicht der Darmfüllung beträgt ca. 1,5 kg, manchmal sogar mehr. Sind Sie also nicht enttäuscht, wenn Sie um dieses Gewicht wieder zunehmen.
Sollte der Stuhlgang nicht von allein funktionieren, können Sie am Morgen des 3. Aufbautages mit einem kleinen Einlauf (½ l Wasser) oder einem Glycerin-Zäpfchen (in Apotheken erhältlich) den Darm locken und den Stuhl lockern. Keine Abführmittel nehmen!

4. Wie halte ich mein Gewicht?

Voraussetzung ist wahrscheinlich die Änderung Ihrer Ernährungsgewohnheiten, das Einführen oder Fortführen der Vollwert-Ernährung – mit Maß.
Außerdem bestehen folgende Möglichkeiten (Darmreinigung ist hierbei nicht erforderlich):

Ganzfastentag – Teilfastentag – Frischkosttag – Getreidetag

Ganzfastentag
1,5–2 l Flüssigkeit: Mineralwasser und/oder Kräutertees, eventuell mit etwas Honig.

Teilfastentag
morgens: Kräutertee, eventuell mit Honig
mittags: Frischkornbrei
spätnachmittags: Frischkostsalate, eventuell 1–2 Pellkartoffeln
abends: Kräutertee

Frischkosttag
a) auf 3 Mahlzeiten verteilt:
1000 g Gemüse nach Wahl und Jahreszeit mit 2 Eßlöffeln Kaltpreßöl und frischen Kräutern

b) 800–1000 g Obst nach Wunsch und Jahreszeit, 20 g Nußkerne

Getreidetag
150 g Vollreis, Hirse, Gerste oder Dinkel auf 3 Mahlzeiten verteilt

a) mit gehackten frischen Kräutern
b) mit geriebenem Apfel, Hauch Zimt, Anis, Vanille

Weitere Möglichkeiten:

Fasten „danach"
Nach einem üppigen Mahl oder Tag folgt ein „magerer" Tag (wie vor beschrieben)

Tierisch Eiweißfasten nach Prof. Wendt
Prof. L. Wendt schreibt:
„Macht einen Monat alljährlich Fleischfasten (tierisches Eiweißfasten), wie die Ahnen es taten, lebt im Alltag bescheidener, eßt weniger Fleisch, laßt das Rauchen."
Prof. Wendt schreibt auch: „Diese Erfahrungen lehren, daß der Hunger für die Erhaltung der Gesundheit genauso wichtig ist wie eine ausreichende Ernährung. In einer Epoche der Überernährung tötet das Ausbleiben des Hungers genauso viele Menschen wie der Hunger in einer Hungersnot. Nicht nur die am Hunger sterbenden Bewohner der Sahel-Zone in Afrika sind eine Schande für die menschliche Gemeinschaft, sondern genauso die am Völlereitod sterbenden Europäer."

VII. Was tun, wenn . . .

Nach Dr. Lützner, dem bekannten Fastenarzt, wird beim Fasten Körperballast in nachstehender Reihenfolge abgebaut:
- alles, was ihn belastet
- alles, was er nicht braucht
- alles, was ihn stört
- alles, was ihn krank macht.

Der Körper baut niemals ab:
- Brauchbares, zum Beispiel Herz oder Muskel
- Funktionierendes – alle Organtätigkeiten
- Lebensnotwendiges – zum Beispiel die Steuerungseinrichtungen.

Wenn das alles im Fasten mit und in dem menschlichen Körper geschieht, kann es natürlich vorkommen, daß gewisse Schwierigkeiten auftreten. Darüber sollten wir nicht unruhig oder gar traurig sein, sondern froh und dankbar ob solch wunderbarer Möglichkeiten.
Diese sogenannten „Fastenkrisen" kommen bei gesunden Fastenden so gut wie nicht vor, eher bei kranken. Sie zeigen an, daß im Körper „etwas los ist". In den meisten Fällen sollte jedoch das Fasten nicht abgebrochen werden, denn nach gründlicher Darmreinigung, ausreichender Flüssigkeitszufuhr bzw. nach weiteren nachfolgend aufgeführten Hilfsmaßnahmen gehen die Fastenflauten schnell vorüber. Gegebenenfalls sollten Sie aber einen Arzt oder den Fastenbetreuer fragen.

Wenn im Verlauf des Fastens sogenannte Fastenkrisen auftreten, sollte zunächst

- für gründliche Darmreinigung (20 g Glaubersalz, Einlauf oder Serien-Einlauf) gesorgt werden,
- an ausreichende Flüssigkeitszufuhr, eventuell mit Honigzusatz, gedacht werden, ferner helfen
- Yoga-Übungen oder Bewegung an frischer Luft.

Danach sind die aufgetretenen Schwierigkeiten oft wie „weggeblasen".

Nachfolgend geben wir Ihnen Tips und Anregungen weiter, die den Fastengruppenteilnehmern Hilfe gebracht haben:

Kreislaufstörungen

Treten sie bald nach dem Aufwachen auf:

- kreislauffördernde Tees (Rosmarin, Ginseng o. a.)
- Yoga-Übungen s. S. 54 ff.
- Kneipp-Anwendungen s. S. 48 ff.

Bei tagsüber auftretenden Kreislaufstörungen:

- entsprechende Tees trinken (z. B. Schwarztee mit Honig)
- sich flach hinlegen, dabei Beine hochlagern (auf Stuhl, Hocker)
- Atemübungen machen s. S. 58 f.
- Spaziergänge machen
- nach Rücksprache mit dem Arzt eventuell homöopathische Mittel einnehmen

Wichtig:
Der Blutdruck steigt bei unternormalen Werten in der Regel an, der erhöhte Blutdruck sinkt im Fasten.
Fasteninteressierte mit konstant niedrigem Blutdruck sollten vor dem Fasten einige Tage länger Frischkost zu sich nehmen, wobei die Mengen nach und nach reduziert werden (nach Dr. Fahrner).
Bitte auf Verträglichkeit der Frischkost achten!
Der Puls kann im Fasten bis auf 50 abnehmen, sollte jedoch weder unter 40 sinken noch über 120 ansteigen. Bei schwachem Herzen ist eher eine Zunahme des Pulses zu erwarten.

Hungergefühl
oder sind es nur Appetitlaunen, Eßgelüste?
Hungergefühl kann in den ersten Tagen der vegetativen Umschaltung auftreten. Später kommt Hunger so gut wie nicht mehr vor. Wer sich jedoch im Fasten gern Eßgelüsten in Gedanken hingibt, wird es im und nach dem Fasten schwer haben, seine Ernährungsgewohnheiten richtigzustellen.
- Darmreinigung
- langsames Trinken von Wasser oder Kräutertees, eventuell mit wenig Honig
- vielleicht ein kleines Glas Butter- oder Schwedenmilch löffeln
- Yoga-Übungen s. S. 54 ff.
- Atemübungen (Nahrungsenergie durch Energie aus Atem ersetzen)
- meditative Übungen (Warum habe ich Hunger?

Worauf habe ich Hunger? Nehme ich das Hungergefühl vielleicht zu wichtig?)
- Wie kann ich mich ablenken? (Lesen, Gespräch, Spaziergang)

Übrigens: Schon ein einziger Schluck *Alkohol* kann alle Stoffwechselvorgänge negativ beeinflussen. Er lockt die Magensäfte und löst damit Hungergefühl aus.
Kaffee wirkt sich ähnlich negativ aus.

Schwäche, Müdigkeit, Mattigkeit
- Darmreinigung
- kreislauffördernde Tees, eventuell mit wenig Honig
- ein kleines Glas Butter- oder Schwedenmilch löffeln
- Bewegung in frischer Luft, z. B. bewußtes Gehen mit Atemübungen (4 Schritte lang einatmen, 8 Schritte lang ausatmen)
- bewußtes Gehen mit Armbewegungen (rechtes Bein vor, linker Arm vor, also ein Überkreuzen im Wechsel)
- Marsch auf der Stelle s. S. 59
- Doppelklammer s. S. 62
- sich recken, dehnen, strecken
- Käferhaltung s. S. 68
- Stockstellung s. S. 68
- kräftigende Übungen, z. B. Kneipp-Anwendungen, s. S. 48 ff.
- eventuell Bettruhe

Schwindel
- Darmreinigung
- genügend trinken
- sich in die Horizontale, also flach hinlegen, Beine dabei hochlagern
- Ruhe, Entspannung

Mundgeruch
- Mehrmals täglich einen Zitronenschnitz auslutschen, Fruchtfleisch nicht herunterschlucken
- Mundspülungen mit pflanzlichem Mundwasser oder: 3 Tropfen Arnica-Tinktur und etwas Zitronensaft in ein halbes Glas Wasser geben, Mund damit spülen, Wasser zwischen die Zähne durchziehen, ausspucken
- Süßholz-Stückchen in den Mund nehmen, kauen, nach einigen Minuten ausspucken
- Chlorophyll-Tabletten
- Allgemein gilt: 2–3 mal täglich gründliches Zähneputzen, anschließend Mundspülungen

Erbrechen
- sich hinlegen mit Wärmflasche auf dem Bauch und eventuell auch an den Füßen
- Tee „löffeln"
- Gerstenwasser „löffeln" s. S. 29

Kopfschmerzen
- gründliche Darmreinigung
- ausreichende Flüssigkeitszufuhr
- ansteigendes Fußbad (nicht über 40 °C ansteigen lassen) s. nächste Seite

- kaltes Fußbad
- kalte Kompresse auf die Stirn
- heiße Kompresse in den Nacken
- Bewegung an frischer Luft
- Ruhe, Entspannung
- Yoga: Atemübungen s. S. 58 f.
  Kobra s. S. 64
  Schulterbrücke s. S. 62
  Doppelklammer s. S. 62

Rückenschmerzen
Bestehende rheumatische und neuralgische Schmerzen sowie Migräneanfälle und andere Beschwerden verschwinden zum großen Teil nach einer gründlichen Darmreinigung. Hilfe bringen:
- sämtliche Yoga-Übungen
- Massagen
- feuchtheiße Packungen (Heusamen-Säckchen)

Sodbrennen
- Darmreinigung
- Kartoffelsaft, verdünnt
- Heilerde, in Wasser verrührt
- Silicea-Gel nach Gebrauchsanweisung
- Basisches Mineralgemisch (ohne Milchzucker), in Wasser verrührt
- eventuell Leinsamen in Tee oder Wasser

Einschlaf- bzw. Durchschlafstörungen
Die meisten Fastenden kommen mit weniger Schlaf aus, einige brauchen mehr Schlaf als gewohnt. „Kalte Füße schlafen nicht!” Machen Sie

daher ein ansteigendes Fußbad: Mit 35–37 °C warmem Wasser beginnen, so viel heißes Wasser zugießen, bis 40 °C Wassertemperatur (nicht höher) erreicht sind. Mit Badethermometer kontrollieren!
Nach etwa 10 Minuten Füße kalt abbrausen, warme Socken anziehen, sofort ins Bett gehen.

- Baldrian-Hopfen-Tee oder Gute-Nacht-Teemischung; eventuell mit etwas Honig
- Wärmflasche (Rücken, Bauch, Füße)
- Ganzwaschung s. S. 48, dann ins Bett
- Positive Gedanken schenken Ausgewogenheit und innere Ruhe
- Sich auf die Atmung konzentrieren: Wie hört es sich an, wenn ich einatme, wie, wenn ich ausatme? Folgt nach der Ausatmung eine kleine Atempause?
- Keine Schlaftabletten nehmen!

Magen-(Bauch-)Beschwerden

- heißer Wickel (muß angenehm sein, sonst entfernen)
- entsprechende Tees, ohne Honig
- Yoga: Antimeteorismushaltung s. S. 60
  Bauchatmung s. S. 58

Träume

können im Fasten sehr intensiv sein. Sie tragen oft dazu bei, seelische Konflikte zu erkennen und aufzuarbeiten. Das wiederum kann sich mal in Freude und Glücksgefühl, mal durch Traurigkeit bis hin zu

Depressionen äußern. In den meisten Fällen führen sie jedoch zur Entwirrung eines Problems. Schreiben Sie vielleicht Ihre Träume auf!

Belegte Zunge
- vorsichtig mit einer weichen Zahnbürste oder einem Holzspatel abschaben
- Zitronenschnitz lutschen

Zahnstein
- kann sich lösen und herausfallen

Eventuelle Reste vom Zahnarzt entfernen lassen.

Ohrpfropfen
- lösen sich und fallen heraus

Vielleicht ist eine Ohrspülung beim Arzt angezeigt?

Unterzuckerung
- 1 Teelöffel Honig in warmem Wasser auflösen

Autofahrten
Die Reaktionsfähigkeit und -schnelligkeit können eingeschränkt sein. Lange Autofahrten meiden. Wenn Sie unterwegs sein müssen, stets etwas zu trinken bei sich haben, eventuell Butter- oder Schwedenmilch.

Wadenkrämpfe
können einen Mineralmangel anzeigen. Hier kann Magnesium hilfreich sein. Elektrolyt-Haushalt kontrollieren lassen, wenn sie wiederholt auftreten.

Regel und Ausfluß

Das Fasten nimmt auch Einfluß auf den Hormonhaushalt. Die Regel kann stärker oder schwächer auftreten. Terminverschiebungen sind möglich. Ausfluß kann, muß aber nicht auftreten.
Der Reinigungsprozeß im Fasten geht auch über alle Schleimhäute. Nach einigen Tagen, spätestens aber nach Fastenabbruch verschwindet er.

Pille

Die Einnahme muß drei Stunden nach dem Glaubern erfolgen.
Der Einlauf hat keinen Einfluß auf die Wirksamkeit.

Augen/Sehschärfe

Der Augeninnendruck kann nachlassen, daher schlechteres „Sehen" möglich. Diese Erscheinung ist nur vorübergehend. Nach dem Fasten ist die Sehschärfe meistens besser als vorher.

- Augenübungen: Mit den Augäpfeln Kreise ziehen, Buchstaben zeichnen, Kreuze oder eine liegende Acht
- knöchernen Bereich um die Augen mit den Handkanten im Uhrzeigersinn massieren
- Augen abwechselnd fest zukneifen und weit öffnen

Halsschmerzen

- kalten Salzwickel machen (Leinentuch in kaltem Salzwasser tränken, auswringen, um den Hals legen, ein größeres, trockenes Tuch darüberbinden)
- gurgeln mit Salbei- oder Kamillentee oder mit Heilerde-Wasser (Gurgelwasser nicht hinunterschlucken)
- kleines Salbeiblättchen kauen, dann ausspeien

Frösteln, Frieren

- Trockenbürstenmassagen erzeugen nicht nur Wärme und Wohlgefühl. Die Poren öffnen sich, der Ausscheidungsprozeß kann verstärkt ablaufen.
- ansteigendes Fußbad s. S. 91 f.
- intensive Atmung in frischer Luft
- stimmt die Kleidung?
  (der Jahreszeit entsprechend)

VIII. Meine Erfahrungen mit dem Fasten

von Dr. med. Klaus-Ulrich Hoffmann

In der Medizin wird heute dem Fasten vermehrt Aufmerksamkeit geschenkt, wenn es auch bisher nur eine kleine Gruppe von Ärzten ist, die sich mit dem Fasten aus Gründen der Gesunderhaltung und Therapie im Krankheitsfalle befaßt. Dabei braucht man sich nur vor Augen zu halten, wie die Natur selber heilt. Neben einer reinen Rohkosternährung wirken in der Natur insbesondere Fieber und Fasten als Heilmaßnahmen. Andere Möglichkeiten haben zum Beispiel freilebende Tiere nicht, sich gesund zu erhalten; und erstaunlicherweise funktionieren diese Methoden ausgesprochen gut. Wir wissen auch, daß das Fasten manchen chirurgischen Eingriff ersparen könnte. Nicht umsonst hat Dr. Otto Buchinger, der Senior des Fastens hierzulande, das Fasten als „Messer des Internisten" bezeichnet.
Natürlich wollen wir Fasten nicht erst als eine Therapie im Krankheitsfalle begreifen, sondern auch als Möglichkeit zur Gesunderhaltung und Prophylaxe von Krankheiten.
Wenn nun aber bereits das Kind in den Brunnen gefallen ist, dann wird das Fasten einen therapeutischen Stellenwert haben. Es ist erstaunlich, wie viele krankhafte oder schmerzhafte Zustände sich durch das Fasten bereits innerhalb weniger Tage bessern lassen.

Wichtig für den Fastenentschluß ist aber eine positive Grundeinstellung zu der Sache selbst. Eine abwehrende Einstellung zum Fasten würde es dem Fastenden nur unnötig schwer machen.
Es ist ein ungeschriebenes Gesetz, daß dem Fasten einige Entlastungstage vorausgehen sollten. Eine gründliche Darmreinigung, die zu Beginn des Fastens mit Glaubersalz durchgeführt wird, ist das A und O eines guten Fastengelingens. Hier werden immer wieder Fehler gemacht, die uns unnötige Fastenreaktionen bescheren können. Denn der Körper, der im Fasten von Kalorienzufuhr auf Selbstversorgung umschaltet und sich dabei entschlacken und entgiften soll, würde vermehrt seine eigenen Darmtoxine rückresorbieren, wenn nicht zuvor eine gründliche Darmreinigung vorgenommen worden wäre. So sieht man denn in der Fastenpraxis auch immer wieder, daß bei auftretenden Fastenreaktionen durch eine gründliche Darmreinigung eine rasche Besserung möglich ist.
Im medizinischen Bereich kann das Fasten besonders bei folgenden Indikationen eine gute Hilfestellung leisten: Allgemeine Gewebsentschlackung, Übergewicht, Bluthochdruck, arteriolosklerotische Erkrankungen, Venenerkrankungen, depressive Zustände, beginnende Tumorerkrankungen, rheumatische Erkrankungen in jeder Form, chronische Darmerkrankungen, Bauchspeicheldrüsenentzündungen, Hämorrhoiden, Schilddrüsenvergrößerungen, alle Formen von Allergien und viele weitere Krankheiten.

Insbesondere sprechen alle solche Krankheiten gut auf eine Fastentherapie an, die Folge von Ernährungsfehlern sind. Da wir hierzu 85–90% aller Erkrankungen rechnen können, gibt es kaum Krankheitsfälle, wo sich ein Fasten nicht therapeutisch günstig auswirken könnte. Allerdings ist es sicherlich von Vorteil, daß der Erstfastende sich einer Fastengruppe anschließt oder das Fasten unter Führung eines fastenerfahrenen Arztes erfolgt.
In besonderen Krankheitsfällen wäre eine Fastenklinik der richtige Anlaufort. Fastenwillige, die unter besonderen häuslichen oder beruflichen Belastungen stehen, müßten sich in der Regel von Familie oder Arbeitsstelle abnabeln, da sonst ein reibungsloser Fastenverlauf nicht gewährleistet ist.
Beispiele für verschiedene Fastenverläufe:

1. Patientin mit Polyarthritis. Eine zehntägige Fastentherapie führt nach 1–2 Tagen zunächst zu einer leichten Verschlimmerung, danach kontinuierliche Besserung. Nach 10 Fastentagen sind die Rheumabeschwerden zu 90% gebessert.

2. Patient mit erhöhten Blutdruckwerten, RR: 180/110. Nach 10 Fastentagen Normalisierung des Blutdruckes auf 130/80.

3. Patientin mit schwerer Neurodermitis. Zu Beginn des Fastens verstärkte Sekretionen aus mehreren Hauteiterstellen. Dann kontinuierliche Besserung. Die Haut wird während einer Fastenzeit von 10 Tagen noch nicht gesund, aber die

Rötungen, Schwellungen und Entzündungen nehmen erheblich ab. Eine längere Fastentherapie hätte hier noch weitergehende Erfolge bringen können.

4. Patient mit koronarer Herzkrankheit (Angina pectoris). Unter und nach der Fastentherapie deutliche Rückbildung der Herzbeschwerden. Das heißt, Beklemmungen und Druckgefühle auf der Brust lassen erheblich nach.

Diese Fälle mögen für viele andere stehen und den Interessierten motivieren, für seine Gesundheit selbst das Zepter in die Hand zu nehmen. Denn als Betroffener im Krankheitsfalle reicht es nicht, seinen Krankenschein beim Arzt abzuliefern und sich passiv einer Therapie zu unterziehen, sondern es ist notwendig, selbst aktiv zur Gesundung beizutragen.
Ich möchte allerdings auch nicht vorenthalten, daß es Fastenreaktionen geben kann, die ärztliche oder fastenbetreuerische Beratung erfordern.
Die Fastenreaktionen hängen vielfach damit zusammen, daß der Patient ungenügend vorbereitet in das Fasten hineingeht, zum Beispiel vorher noch relativ ungesund gelebt hat, daß zum Beispiel Mineralstoffmangelzustände bestehen, die sich dann im Fasten ungünstig auswirken. In diesen Fällen wird es ratsam sein, ein basisches Mineralstoffgemisch vor und begleitend im Fasten einzunehmen. Natürlich ersetzt das nicht die ohnehin basischen Getränke, die wir dem Fastenden zu-

führen, insbesondere Mineralwasser (natriumarm), Kräutertees und Gemüsebrühen.
Ich selbst bin kein Anhänger von Obstsäften im Fasten, weil mir diese zu aggressiv und säurehaltig erscheinen und ich hierunter mehrmals ungünstige Reaktionen erlebt habe. Eine eventuell auftretende Übelkeit kann Ausdruck einer starken Entgiftung über den Magen-Darm-Trakt sein. Hier bewährt sich besonders das homöopathische Präparat Nux vomica D 6 (mehrmals täglich eine Tablette auf der Zunge zergehen lassen). Bei Kreislaufstörungen, die besonders zum Fastenbeginn auftreten können, habe ich gerne mit Veratrumtropfen D 4 (mehrmals täglich 5–10 Tropfen) oder Korodintropfen (bei Bedarf 4–5 Tropfen unter die Zunge genommen) gearbeitet. Bei Magen-, Darmstörungen empfiehlt sich zusätzlich die Einnahme von Luvos-Heilerde, 3mal täglich einen Teelöffel. Bei allen Fastenreaktionen, ob dies nun Übelkeit, gelegentliches Auftreten von Kopfschmerzen, Herzklopfen oder andere Erscheinungen sein mögen, hat sich insbesondere bewährt, zusätzlich ein- oder mehrmals direkt hintereinander einen Reinigungseinlauf durchzuführen. Hierbei bessern sich Fastenreaktionen oft bereits innerhalb weniger Minuten. Es empfiehlt sich, generell alle Fastenreaktionen, die möglicherweise auftreten, mit einem Arzt oder dem Fastenbetreuer zu besprechen. Manchmal weist das Fasten auf bestehende Erkrankungen hin, die dem Betroffenen selber noch gar nicht klar gewesen sind. Nur selten wird es gravierende

Fastenreaktionen geben. Eine solche trat einmal bei einer Patientin einer Fastengruppe auf, wobei es zu einem plötzlichen Blutdruckabfall kam.
Ich empfahl einen Serieneinlauf, und bereits nach wenigen Minuten war der Kreislauf wieder vollkommen stabil. Verstärktes Herzklopfen und Schwindel im Fasten können Hinweise für Mineralstoffmangelzustände sein, was man auf jeden Fall weiter abklären sollte.
Eine Fastenzeit von 1–2 Wochen halte ich für den durchschnittlich Gesunden für unbedenklich, in Krankheitsfällen sollte man mit einem fastenerfahrenen Arzt das Fasten durchführen. Dem Arzt obliegt in jedem Fall auch die Entscheidung über die eventuell notwendige Reduzierung von Medikamenten oder die Entscheidung darüber, ob gewisse Medikamente im Fasten weiter genommen werden können oder müssen. Fastenzeiten bis zu sechs Wochen können in einzelnen Fällen medizinisch sinnvoll sein, setzen aber eine ärztliche Fastenbegleitung voraus. Hierunter lassen sich besonders auch schwerwiegende Krankheitsverläufe wie schwerste Neurodermitisformen, schwere Hochdruck- und Gefäßkrankheiten erheblich bessern oder sogar ganz normalisieren.

Dr. med. Klaus-Ulrich Hoffmann, Rheine
prakt. Arzt mit Schwerpunkt
ganzheitlich-biologische Rheuma-Therapie

IX. Ein neuer Anfang in der Küche: Vollwert-Ernährung

Wissenschaftliche Definition der Vollwert-Ernährung nach „Gießener Formel":
„Vollwert-Ernährung ist eine Ernährungsweise, in der ernährungsphysiologisch wertvolle Lebensmittel schmackhaft und abwechslungsreich zubereitet werden. Sie besteht vornehmlich aus pflanzlichen Lebensmitteln, nämlich Vollgetreide, Gemüse, Obst, möglichst aus kontrolliertem Anbau, sowie Milch und Milchprodukten. Etwa die Hälfte der Lebensmittel wird als Frischkost verzehrt; Fleisch und Eier spielen eine untergeordnete Rolle. Vollwert-Ernährung unterscheidet sich von üblicher Mischkost durch das Vermeiden übertriebener Be- und Verarbeitung der Lebensmittel sowie durch das Vermeiden von Zusatzstoffen."

Vollwert-Ernährung trägt zu optimaler körperlicher und geistiger Leistungsfähigkeit sowie zu bestmöglicher Widerstandskraft gegenüber ernährungsbedingten Gesundheitsstörungen bei. Vollwert-Ernährung ist eine Synthese von bewährten Erfahrungen und wissenschaftlichen Kenntnissen; sie ist ökologisch sinnvoll und notwendig.
Das ist besonders nach dem Fasten wichtig:
Vollwert-Ernährung bedeutet längeres und gründlicheres Kauen sowie vermehrte Speichelabsonderung. Sie fühlen sich eher gesättigt, und das Sättigungsgefühl hält länger an als nach dem Ver-

zehr ballaststoffarmer Lebensmittel (tierische Produkte, Weißmehlerzeugnisse, zuckerhaltige Nahrungsmittel und Getränke). Von diesen können Sie in der gleichen Zeit mühelos mehr bei weniger Kauarbeit und weniger Speichelbildung essen. Das führt oft zu einem Verzehr über den Bedarf hinaus.

Vollwert-Ernährung mit Maß wirkt sich nicht nur günstiger auf Ihr Wohlbefinden, Ihre Leistungs- und Konzentrationsfähigkeit aus, sondern auch auf den Blutzuckerspiegel und das Gewicht.

Die nachfolgenden Gerichte sind so ausgewählt, daß sie nicht nur für „Nachfaster" geeignet sind, sondern auch dem „Normalesser" schmecken werden. Daher sind die Zutaten, wenn nichts anderes vermerkt ist, für 4–6 Personen angegeben.

Die Mengen richten sich nach den individuell verschieden großen Anteilen an Frischkost bzw. erhitzter Kost.

Planen und bereiten Sie nach Möglichkeit nur soviel zu, wie für eine Mahlzeit ausreicht; eine Ausnahme macht hier das Backen.

Sind Sie auf Essen aus der Großküche oder in Restaurants angewiesen, haben Sie sicherlich die Möglichkeit, vorweg etwas Unerhitztes zu verzehren, z. B. Äpfel, Birnen, Gurke, Möhren, Paprika, Rettich etc. Einige Nußkerne runden die Frischkost ab.

Richten Sie das Gemüse/Obst portionsweise in Frischhaltedosen an und nehmen es für unterwegs mit.

Immer mehr Restaurants und Kantinen stellen sich aber auch auf die Nachfrage der Gäste nach Vollwert-Ernährung ein bzw. bieten Salatteller an.
Die Mahlzeiten, die Sie zu Hause einnehmen, können sicherlich den Empfehlungen der Vollwert-Ernährung nach „Gießener Formel” entsprechen.

1. Zubereitung des Fastentees

Grundsätzlich gilt für die Herstellung der Fastentees:
Frische Kräuter den getrockneten vorziehen.
Viel hilft nicht viel; weniger ist oft mehr!
Den Tee bitte nicht zu heiß und in kleinen Schlücken trinken, löffeln oder mit einem Strohhalm „nippen”.
Wenn Sie Honig in den Tee geben, sollte der Tee nicht wärmer als 40 °C sein.

Für 1 Glas Tee

a) Frische Kräuter:
1 kleines Zweiglein oder 1–2 Blätter frische Teekräuter (Salbei, Fenchelgrün, Pfefferminz, Brennnessel, Zinnkraut, Zitronenmelisse) mit kochendem Wasser übergießen, 2–3 Minuten ziehen lassen, abseihen.

b) Getrocknete Kräuter:
So viel getrocknete Teekräuter wie 3 Fingerspitzen fassen können mit kochendem Wasser aufgießen, 2–3 Minuten ziehen lassen, durchsieben.

c) Samen:
Samen von Anis, Fenchel, Koriander, Kümmel oder Rosmarinnadeln
¼ Teelöffel in kochendes Wasser geben, einmal aufkochen lassen, dann noch 2–3 Minuten ziehen lassen, abgießen.

d) Ginseng-Tee:
Nach Anweisung zubereiten.

2. Frischkornbrei

und mehrere Variationen

Hafer auf Ananas

pro Pers.: ca. 3 El = 40–50 g Nackt- oder Sprießkornhafer, 3 El Sauermilch mit hohem Anteil an L+-Milchsäure, 1 Scheibe frische Ananas, 2 cm dick, ¼ Banane, ½ Apfel, einige Tropfen Zitronensaft, 1 Tl gehackte Mandeln oder Cashewkerne, evtl. geröstet, je 1 Pr. gem. Ingwer, Cayennepfeffer und Vm-Salz
Garnitur: einige Weintrauben oder Beeren

Hafer grob schroten und mit der Sauermilch verrühren. Je 1 Scheibe Ananas auf ein Tellerchen

legen. Banane würfeln, Apfel fein reiben und mit dem Zitronensaft zum Hafer geben.
Mit den Gewürzen abschmecken. Haferbrei in die Mitte der Scheibe Ananas geben, mit Mandeln/ Cashewkernen bestreuen und rundherum mit farbigem Obst garnieren.

Frischkornbrei zum Selbermixen

pro Pers.: 3 El = 40–50 g Getreide (Weizen, Dinkel, Gerste) schroten und mit ca. 110 g Wasser mindestens 3, längstens 10 Stunden einweichen
Die übrigen Zutaten getrennt dazustellen, z. B. Sonnenblumenkerne, Sesam, gem. Nüsse/Mandeln, geraffelte Äpfel, mit einigen Tropfen Zitronensaft vermischt, gewürfelte Birnen, Zwetschgen, Beeren oder was die Jahreszeit bietet; ferner Sahne, Sauermilch

Zunächst das eingeweichte Getreide in Portionsschüsselchen geben, darüber das zerkleinerte Obst und die Samen. Mit Sahne/Sauermilch übergießen.

Dinkel mit Obst

pro Pers.: 3 El Dinkel schroten und wie vor beschrieben einweichen
pro Pers. etwa 250 g Obst nach Jahreszeit, 10–12 eingeweichte Rosinen/Korinthen. Hauch Vanille, Zimt, Anis, Pfeffer, 1 Pr. Vm-Salz, 1 El Sauermilch oder Sahne

Obst mit Gewürzen mischen und mit der Sauermilch oder Sahne über das Getreide geben.

3. Frischkostsalate

Salattunken
(Grundrezepte)

- **Herzhafte Tunke:**
Wenig Apfelessig, evtl. Weinessig, Kartoffelessig oder Molkosan, Spur Vm- oder K-Salz (Salz bleibt nach dem Fasten zunächst weg), wenig Hefeflocken, kaltgepreßtes Öl: Sonnenblumen-, Distel-, Dreifrucht-, Soja-, Sesam-, Walnußöl

- **Zitronen-Tunke:**
Wenig Zitronensaft, Prise Vm-Salz (bleibt nach dem Fasten zunächst weg), kaltgepreßtes Öl (s. oben), evtl. etwas Sahne oder Bioghurt, evtl. wenig Ahornsirup

- **Sahne-Tunke:**
Süße oder saure Sahne und/oder Bioghurt, Schwedenmilch, Buttermilch, wenig Hefeflocken (können auch wegbleiben), Spur Vm- und K-Salz (Salz bleibt nach dem Fasten zunächst weg), kaltgepreßtes Öl (s. oben)
– weitere Zutaten sind in den Rezepten angegeben –

Reihenfolge der Zubereitung der Frischkostsalate:
1. Tunke bereiten, Öl erst unmittelbar vor Verzehr dazugeben, abschmecken.
2. Gemüse wenn möglich vor dem Zerkleinern waschen, kurz und gründlich (evtl. Biosmon verwenden).
3. Gemüse zerkleinern (zupfen, schneiden, raffeln o. ä.).
4. Gemüse sofort mit der Tunke übergießen oder darin anrichten.
5. Salate nett garnieren.
6. Frischkostsalate unmittelbar nach Zubereitung servieren und verzehren.

Chicorée, einmal anders

pro Pers. ½–1 Stange Chicorée in Streifen, ca. ¼ Apfelsine, ¼ Banane, ¼ frische Ananasscheibe, ½–1 Tomate, 2–3 schmale grüne Paprikastreifen, alles gewürfelt
Tunke: Sahne-Tunke mit saurer Sahne
zusätzlich: gut 1 Tl Molkosan, einige Blättchen frischer oder ½ Tl getrockneter, gerebelter Estragon , 1 Spritzer Pilz-Soja-Sauce, Hauch gemahlener Pfeffer
Garnitur: einige Walnußkerne

Zubereitung s. oben.

Chinakohl mit anderen Gemüsen

pro Pers.: 1–2 Chinakohlblätter in Streifen, ½ Tomate, gewürfelt, ½ milchsaure Gurke, 2–3 Radieschen, je 30 g Salatgurke und Möhre, grob geraffelt, 2–3 Haselnußkerne in Scheiben, ferner 1 Frühlingszwiebel mit Grün, 1 kleingeschnittene Zwiebel
Tunke: Herzhafte Tunke
Zusätzlich: 1 Knoblauchzehe, in Öl gepreßt, 1 Spritzer pflanzliche Flüssigwürze, 1 El Dickmilch oder Bioghurt
Garnitur: Schnittlauchröllchen

Zubereitung s. S. 108.

Endivien-Salat, bunt

(4 Personen)

300 g Endivien, 100 g Chicorée, 4 Blatt Chinakohl, alles in Streifen geschnitten, 40 g zarter Porree, in feine Ringe geschnitten, 50 g Radicchio, in Stückchen gezupft, 40 g Zwiebel
Tunke: Herzhafte Tunke
Zusätzlich: ½ Tl Senf, 1 Spritzer pflanzliche Flüssigwürze, etwas frisch gem. Pfeffer, 2–3 El Bioghurt oder saure Sahne
Garnitur: Tomatenscheiben

Zubereitung s. S. 108.

Feldsalat mit Birne

(4 Personen)

100 g Feldsalat, 1 Stange Chicorée in Streifen, gewürfeltes Obst: 1 reife Birne, 1 Apfel, 1 Scheibe frische Ananas (kann auch wegbleiben), 1 Möhre, geraffelt, 10 milchsauer eingelegte Silberzwiebeln, halbiert
Tunke: Sahne-Tunke
Zusätzlich: Saft von 1 Orange, 1 El milchsaure Zwiebelflüssigkeit, wenig Cayennepfeffer, evtl. ½ Tl Ahornsirup
sirup
Garnitur: 1 hartgekochtes Ei, in Scheiben geschnitten, Radieschen in Scheiben

Zubereitung s. S. 108.

Gurke mit Radieschen

(4 Personen)

½–1 grob geraffelte Salatgurke, 1–2 Bund Radieschen in Scheiben, 1 geh. Zwiebel, viel kleingeschnittene Kräuter: Schnittlauch, Dill, Borretsch, Sauerampfer, Löwenzahn
Tunke: Essig-Tunke, herzhaft abschmecken
Zusätzlich: frisch gemahlener Pfeffer, 1 Spritzer pflanzliche Flüssigwürze, 1 Knoblauchzehe, in Öl gepreßt, 1 El nicht ganz steif geschlagene Sahne oder saure Sahne

Zubereitung s. S. 108.

Kürbis mit Obst
(4 Personen)

ca. 300 g Kürbis, netto, 1–2 Möhren, 1–2 säuerliche Äpfel, alles mittelgrob geraffelt, 1 Apfelsine oder 2 Clementinen, 1–2 El Rosinen, 2 El frisch geraspelte Kokosnuß
Tunke: Sahne-Tunke, halb süße, halb saure Sahne
Zusätzlich: ½ El Molkosan oder Weinessig, Zimt, gemahlene Nelken, gemahlener Ingwer nach Geschmack
Garnitur: blaue oder grüne Weintrauben oder 1 Kiwi in ½ Scheiben

Zubereitung s. S. 108.

Rettich mit milchsaurer Rote Bete
(4 Personen)

1 mittelgroßer weißer oder schwarzer Rettich (ca. 300 g), gründlich gebürstet, 1 Apfel und 1 Zwiebel, grob geraffelt, 200 g milchsaure Rote Bete, in feine Streifen geschnitten
Tunke: etwas milchsaure Flüssigkeit, 1 geh. El saure Sahne
Garnitur: grüne Apfelspalten oder Clementinenspalten

Zubereitung s. S. 108.

Rote Bete mit Obst
(4 Personen)

250 g Rote Bete, gründlich gebürstet und geschält, mit 250 g Äpfeln mittelfein geraffelt, 1 große Banane, gewürfelt, 2–3 El honiggesüßter Sanddorn
Tunke: Zitronen-Tunke
Zusätzlich: 2 El saure Sahne, Hauch Delifruit-Gewürz
Garnitur: 2 El Sonnenblumenkerne

Zubereitung s. S. 108.

Sauerkraut mit Äpfeln und Trauben
(4 Personen)

250 g Sauerkraut (Reformhaus oder Naturkostladen), etwas zerkleinert, 1–2 Äpfel, gestiftelt, 125 g blaue oder grüne Weintrauben, etwa 10–12 Haselnüsse in Scheiben, ca. 15–20 Weinbeeren
Tunke: Zitronen-Tunke ohne Salzzugabe
Zusätzlich: Hauch Zimt, 1 El saure Sahne
Garnitur: rote Apfelspalten oder Weintrauben

Zubereitung s. S. 108.

4. Getreide-Salate

Reis-Lauch-Salat

(4 Personen)

100 g Natur-Langkornreis, ½ Tl pflanzliche gekörnte Brühe, 600 g zarter Porree, 250 g Erbsen, netto – frisch oder tiefgefroren, 2 Scheiben frische Ananas, 1 Apfel, 2–3 El Mungobohnenkeimlinge
Tunke: Herzhafte Tunke
Zusätzlich: 1–2 in Öl gepreßte Knoblauchzehen, 1–2 fein geh. Zwiebeln, frisch gem. Pfeffer, 1 Spritzer pflanzliche Flüssigwürze, evtl. ½ El Ahornsirup oder Apfeldicksaft
Garnitur: Tomatenscheiben und Kresse-Sträußchen

Zubereitung: Reis auf einem Sieb heiß waschen, in 350 g kochendes Wasser mit gekörnter Brühe geben. Einmal aufkochen lassen, 30 Min. nachquellen bei geringer Wärmezufuhr, auf ein Sieb schütten, kalt abspülen. Porree längs halbieren, gründlich waschen und in schmale Ringe schneiden. Frische Erbsen in wenig Wasser kurz blanchieren, tiefgefrorene auftauen lassen. Ananas würfeln, Strunk evtl. entfernen. Apfel in schmale Stifte schneiden. Mungobohnenkeimlinge heiß abspülen.
Die Tunke bereiten und über Reis-Gemüse geben, unterheben, nochmals abschmecken. In einer Schale anrichten und nett garnieren.

Bohnen-Tofu-Salat mit Grünkern

(4 Personen)

100 g Grünkern, 300 g Wasser, ½ Gemüsebrühwürfel, 400 g milchsauer eingelegte Brechbohnen, 1 Zwiebel, geh., 100 g geräucherter Tofu, 1 El ungeh. Pflanzenmargarine
Tunke: 4 El Kaltpreßöl, 2–3 El milchsaure Bohnenflüssigkeit, 1 Knoblauchzehe, in Öl gepreßt, 1 Tl Basilikum (frisch) oder ½ Tl getrocknet, Bohnenkraut, frisch oder getrocknet nach Geschmack
Garnitur: 2 Tomaten, in Achtel geteilt

Zubereitung: Grünkern gründlich waschen und in dem Wasser einige Stunden oder über Nacht einweichen. Dann mit dem Gemüsebrühwürfel zum Kochen bringen. Hitzezufuhr zurücknehmen. 30 Min. leise köcheln, dann weitere 30 Min. ausquellen lassen, abgießen (Wasser für eine Suppe auffangen).
Alles miteinander mischen.

Obstsalat mit Hirse

(4 Personen)

100 g Hirse, 600–700 g Obst nach Jahreszeit: Äpfel, Birnen, Zwetschgen, Beeren, Pfirsiche, Ananas, Aprikosen o. a., evtl. mundgerecht zerkleinert, 1 Pr. Vm-Salz, je 1 Pr. gem. Anis und Vanille, knapp ¼ l Sahne, 100 g grob geh. geröstete Mandeln oder Cashewkerne

Garnitur: farbiges Obst, z. B. Weintrauben, Erd- oder Himbeeren

Zubereitung: Hirse auf einem Sieb heiß waschen, in ½ l kochendes Wasser geben, aufkochen lassen, Hitze zurücknehmen und ca. 15 Min. ausquellen lassen. Hirse soll noch körnig sein. Kalt abspülen. Sahne steif schlagen, mit den Gewürzen abschmekken. Alles miteinander mischen.

5. Suppen und Getreideschleim

Fasten-Gemüsebrühe

1000 g Gemüse nach Jahreszeit, 3 l Wasser, 1–2 große Kartoffeln, 100 g Weizen, Dinkel, Gerste oder Grünkern (ganze Körner), 1 Lorbeerblatt, 1–2 Pimentkörner, 1–2 Wacholderbeeren, 1–2 Knoblauchzehen, 1–2 ganze Nelken

Zubereitung: Gemüse putzen, gründlich waschen, bürsten, evtl. schälen, mit dem Wasser zum Kochen bringen, Hitze zurücknehmen und die Gemüsebrühe ca. 20–30 Min. leise köcheln lassen, abseihen.
Das Gemüse nicht verwenden, auch nicht für Nichtfaster!
Folgende Gemüse-Zusammenstellungen haben sich bewährt:

- Kartoffeln, Porree, Sellerie, Grünkern
- Möhren, Sellerie, Lauch, Kopfsalat, Dinkel
- Tomaten, Lauch, Zwiebeln, Paprika, Gerste
- Kohlrabi, Blumenkohl, Möhren, Weizen
- Spargel, Kartoffeln, Lauch, Weizen
- Kürbis, Lauch, Zwiebeln, Kartoffeln

Wenn Sie bei den vorgenannten Kombinationen immer ein Gemüse vorherrschen lassen, wird die Gemüsebrühe im Fasten nie langweilig.
Würzen können Sie mit Hefeflocken, evtl. auch mit 1 kleinen Spritzer pflanzlicher Flüssigwürze (Vorsicht: enthält Salz).

Tips:

Zur Spargelzeit friere ich die Spargelschalen ein für die Fasten-Gemüsebrühe.
Sammeln Sie Gemüsereste in einer Vorratsdose im Kühlschrank und kochen Sie daraus Ihre Brühe.
Besonders würzig wird die Brühe durch Zugabe von Petersilienwurzel und/oder Liebstöckelblättchen (bitte nicht zu viel nehmen).

Gemüsebrühe mit Einlagen

(4 Personen)

1 l Wasser, 2 Gemüsebrühwürfel, viel frische Kräuter der Jahreszeit

Wasser mit Brühwürfel aufkochen. Kräuter waschen, fein hacken und die Gemüsebrühe vor dem Servieren damit bestreuen.

Einlagen:

a) 2 Scheiben Vollkornbrot, in kleine Würfel geschnitten

b) 100 g Möhren, 50 g Sellerie und 50 g Lauch fein zerkleinern, in ½ El Butter etwa 8 Min. (nicht länger) dünsten und zur Suppe geben.

c) pro Pers.: 1 El gegarte oder gekeimte Getreidekörner

d) 1 Ei mit 2 El Sahne aufgeschlagen, 1 Pr. Muskatblüte und 1 Pr. K-Salz dazugeben, in die kochende Brühe gießen, von der Kochstelle nehmen und zugedeckt 5 Min. ziehen lassen.

Kartoffelsuppe, roh

(4 Personen)

1 l Wasser, 1 Gemüsebrühwürfel, 250 g Kartoffeln, viel frische Kräuter: Petersilie, Schnittlauch, Kerbel, Kresse, Dill o. a.

Zubereitung: Wasser mit dem Gemüsebrühwürfel zum Kochen bringen. Kartoffeln gründlich bürsten, evtl. schälen und in die heiße Brühe reiben.
Mit kleingehackten Kräutern bestreut servieren.
Im oder direkt nach dem Fasten bleibt der Gemüsebrühwürfel weg. Verwenden Sie dann besser selbst gekochte Gemüsebrühe (s. S. 115).

Kräutersuppe
(4 Personen)

75 g fein gem. Gerste, 1 l Wasser, 1 Gemüsebrühwürfel, 75 g Möhren, 75 g Sellerie, Endoferm, gem. Koriander, Knoblauchpulver, Vm- und K-Salz – alles nach Geschmack, 2 Bund gemischte Kräuter: Petersilie, Schnittlauch, Kerbel, Sauerampfer, Thymian, 1 Blättchen Liebstöckel, 1 Blättchen Estragon, 1 El Butter
Zum Verfeinern: 100 g saure Sahne, 1 El gerösteter Sesam, ungeschält

Zubereitung: Das Wasser erhitzen, Gerstenmehl mit etwas Wasser verrühren, unter stetigem Rühren aufkochen lassen, von der Wärmestelle nehmen und zugedeckt 10 Min. quellen lassen. Während dieser Zeit das Gemüse und die Kräuter putzen, waschen. Möhren/Sellerie fein raffeln, Kräuter klein schneiden. Alles einschließlich der Gewürze zur Suppe geben. Butter zum Schluß unterheben. In Suppentassen füllen, mit 1 Schlag saurer Sahne und darauf Sesam servieren.
Wer sich schwer tut mit dem Kräuterschneiden, kann sie etwas vorzerkleinern, in die Suppe geben und dann kurz mit dem Pürierstab durcharbeiten.

Gerstenschleim

25 g Sprießkorngerste, ½ l Wasser, evtl. 2–3 El frisch gepreßter Apfelsaft, je 1 Hauch Zimt und Vanille, 1 El Linusit (Leinsamen)

Zubereitung: Gerste gründlich waschen, mit dem Wasser zum Kochen bringen, von der Kochstelle nehmen und ca. 20–30 Min. ausquellen lassen. Gerstenwasser durch ein Sieb laufen lassen. Schleim mit Apfelsaft und Gewürzen verfeinern. Leinsamen einrühren.

Reisschleim

30 g Naturreis, ¾ l Wasser, evtl. ½ Tl Honig, Muttersaft (z. B. Kirsch) oder Gemüsesaft, je 1 Hauch gem. Anis, Fenchel, Kümmel und Koriander

Zubereitung: Reis gründlich waschen, mit dem Wasser zum Kochen bringen, von der Kochstelle nehmen und 30–35 Min. ausquellen lassen. Reiswasser durch ein Sieb geben, mit Honig, Mutter- oder Gemüsesaft verfeinern und mit den Gewürzen abschmecken.

6. Warme Gerichte

Buchweizen-Auflauf

(4–6 Personen)

150 g Buchweizen, 500 g Wasser, 1 Gemüsebrühwürfel, 2 große Zwiebeln, 2 Äpfel, 500 g Sauerkraut, 1 Scheibe frische Ananas und/oder 100 g grüne Weintrauben, gem. Anis, Kümmel und Koriander nach Geschmack, ungeh. Pflanzenmargarine zum Fetten der Auflaufform und zum Dünsten
Zum Bestreuen (nach 10 Min. Backzeit): 150 g ger. Emmentaler Käse, 50 g Butter in kleinen Würfeln

Zubereitung: Buchweizen gründlich heiß waschen. Wasser mit Brühwürfel zum Kochen bringen, den Buchweizen hineingeben, aufkochen lassen und bei geringer Hitzezufuhr in 20 Min. ausquellen lassen. Zwiebeln und Äpfel würfeln, in Margarine leicht dünsten. Sauerkraut etwas zerkleinern. Ananas in kleine Stücke schneiden, Weintrauben gründlich warm waschen, halbieren, entkernen. Alle Zutaten mischen, abschmecken.
Auflaufform einfetten, Masse einfüllen.
Backzeit: Im vorgeheizten Ofen bei 200 °C etwa 10 Min., Auflauf mit Käse und Butterstückchen belegen.
Weitere Backzeit: etwa 10–12 Min. bei 180 °C.

Gemüse-Reis
(4 Personen)

½ l Wasser, 160 g Langkorn-Naturreis, je 250 g Möhren und Erbsen, 2 Zwiebeln, ½ Kohlrabi, 4 Blumenkohlröschen, 1 El Butter, frische Kräuter (Petersilie oder Schnittlauch), Curry nach Geschmack, evtl. Vm-Salz und Pfeffer

Zubereitung: Wasser mit Gemüsebrühwürfel zum Kochen bringen. Reis auf einem Sieb gründlich heiß waschen, in die Gemüsebrühe geben, einmal aufkochen lassen, Hitze rechtzeitig zurücknehmen und den Reis in 30–35 Min. gar köcheln. Inzwischen das Gemüse putzen, waschen, in kleine Stücke teilen, in Butter und 3 El Wasser dünsten – es soll noch Biß haben – zum Reis geben, abschmecken. Kräuter waschen, fein hacken, über den angerichteten Reis streuen.

Hirse mit Champignonsauce
(4 Personen)

150 g Hirse, 500 g Wasser, ½ Gemüsebrühwürfel, 1 Stich Butter

Zubereitung: Hirse auf einem Sieb heiß waschen. Wasser mit dem Gemüsebrühwürfel zum Kochen bringen, Hirse hineinschütten, Wärmezufuhr zurückschalten. Hirse in ca. 20 Min. gar ziehen lassen. Sie soll körnig bleiben. Kalt abspülen, Butter unterziehen.

Champignonsauce

500 g frische Champignons oder Steinpilz-Champignons, 1 Tl Zitronensaft, 100 g Zwiebel, 150 g Zucchini, 50 g Lauch, 2 El ungeh. Pflanzen-margarine, 1 kleines Lorbeerblatt, ¼ Tl Vm-Salz, 1 Gemüsebrühwürfel, 1 El gemahlener Reis, Thymian, Pfeffer oder Brecht's Pilzgewürz, Petersilie

Zubereitung: Pilze unter fließendem Wasser waschen, je nach Größe halbieren oder vierteln, sofort in Zitronensaft schwenken. Gehackte Zwiebeln in Margarine andünsten, Lauchringe, Zucchiniwürfel und Pilze dazugeben. 15 Min. dünsten. Mit den angegebenen Gewürzen abschmecken. Reismehl in ¼ l Wasser anrühren und die Sauce damit binden, kurz aufkochen lassen, nochmals abschmecken. Zugedeckt ca. 5 Min. quellen lassen. Mit gehackter Petersilie bestreuen.

Schmeckt auch zu Kartoffeln, Kartoffelbrei und anderen Getreidespeisen.

Gemüsezwiebeln oder Paprikaschoten mit Getreide-Nußfüllung

pro Pers.: ½ große oder 1 ganze kleine Gemüse-zwiebel oder Paprikaschote
Für 4 Pers.: 100 g Buchweizen, 50 g fein gem. Gerste, 1 säuerlicher Apfel, 1 kleine Möhre, 50 g Sellerie, 50 g geh. Haselnüsse, 1 mittelgroße Zwiebel, 1 El Butter, Vm- und K-Salz, Majoran, Estragon,

1–2 Knoblauchzehen, in Öl gepreßt, je 4 Scheiben Tomaten und Käse zum Belegen
Ferner: etwa ½ l Wasser, ½ Tl gekörnte Gemüsebrühe, 1 Tl Butter

Zubereitung: Buchweizen in gut ½ l warmes Wasser geben, unter ständigem Rühren zum Kochen bringen. Vom Herd nehmen, das Gerstenmehl einrühren, und etwa 10–15 Min. nachquellen lassen. Apfel, Gemüse, Nüsse mittelgrob raffeln und dazugeben, mit den Gewürzen abschmecken, Butter unterziehen.
Gemüsezwiebeln waschen und in so viel Wasser, daß sie halb bedeckt sind, etwa 10 Min. leicht köcheln. Dann die Schale entfernen, das Zwiebelfleisch bis auf die 2 äußeren Schichten aushöhlen, hacken und zur Getreidemasse geben. Oder: Paprika putzen, Deckel abschneiden, Trennwände und Kerne herausnehmen.
Zwiebeln oder Paprika füllen.
Eine genügend große Auflaufform mit dem Wasser füllen, gekörnte Brühe und Butter hineingeben. Gemüse einsetzen.
Garzeit: Im vorgeheizten Ofen bei 200 °C etwa 20 Min., je nach Größe.
Kurz vor Ende der Garzeit Tomaten und Käse auf die Füllung legen, noch weitere 5 Min. backen, bis der Käse zu schmelzen beginnt.

Abänderung: Statt Buchweizen und Gerste können Sie auch Dinkel und/oder Grünkern verwenden.

Gedünstete Pellkartoffeln

pro Pers.: 1–3 gleichmäßig große Kartoffeln
Gemüsereste: Porree, Petersilienstengel, Zwiebeln oder Sellerieblätter, Kümmel oder Dillsamen, je nach Vorrat

Zubereitung: Kartoffeln mit einer Gemüsebürste gründlich reinigen, Augen und Keime entfernen. Gemüsereste putzen. Dünsteinsatz in den Topf stellen, Wasser 2 cm hoch einfüllen. Kartoffeln auf den Dünster legen, Kräuter/Gemüsereste obenauf. Der Topfdeckel muß sehr gut schließen. Wasser zum Kochen bringen und Kartoffeln, je nach Sorte und Größe, in ca. 20–30 Min. garen.

Kartoffelbrei

(4 Personen)

750 g Kartoffeln, 1 große Zwiebel, 1 Tl ungeh. Pflanzenmargarine, 1 Gemüsebrühwürfel, ca. 220 g Wasser, evtl. mehr, 1 Pr. K-Salz, je 1 Spur Muskatblüte, Koriander, Kümmel, Pfeffer, Knoblauchpulver, 50 g Butter, Petersilie und Schnittlauch

Zubereitung: Kartoffeln auf dem Dünsteinsatz kochen, wie oben beschrieben, und pellen. Zwiebeln hacken und in der Margarine andünsten, mit warmem Wasser auffüllen, Gemüsebrühwürfel dazugeben.
Die Kartoffeln in die heiße Flüssigkeit pressen.

Mit den Gewürzen abschmecken, mit Butter verfeinern und mit Kräutern bestreut servieren.

Zwiebel-Apfel-Butter

pro Pers.: 2 Zwiebeln, 1 Apfel, 1 El Butter,
1 El Wasser

Zubereitung: Zwiebeln schälen und in feine Ringe schneiden. Apfel waschen, trocknen, halbieren, entkernen und in ½ cm dicke Scheiben schneiden. Butter, Wasser, Zwiebeln und Apfel in einen Topf geben, vorsichtig erwärmen, nicht zu weich dünsten.

Schmeckt gut zu Kartoffelbrei oder Pellkartoffeln.

Pizza vegetarisch

Teig: 350 g feines Weizen- oder Dinkelvollkornmehl, mit 2 Tl Backpulver (phosphatfrei) gemischt, ¼ Tl Vm-Salz, 250 g Quark, 200 g Butter oder ungeh. Pflanzenmargarine, 2–3 El Wasser, ungeh. Pflanzenmargarine fürs Blech
Belag: 1 Aubergine, 1 Zucchini, 250 g frische Champignons oder andere Pilze, 300 g Zwiebeln, je 1 rote und grüne Paprikaschote, je 75 g frische oder tiefgefrorene Erbsen und Maiskörner, 2 Soja-Würstchen, Pizza-Gewürz, K-Salz, evtl. etwas Streumehl
Zum Bestreichen: 125 g vegetarische Paste, 2 El Tomatenmark, 2 El Olivenöl, 1 Tl Vitam-R-Paste

Belag nach 10 Min. Backzeit: 600 g Tomaten, 200 g Emmentaler Käse

Zubereitung Teig: Alle Zutaten (ohne Wasser) zu einem glatten, geschmeidigen Teig verkneten, evtl. dann noch Wasser dazugeben. Teig zu einer Kugel formen, in Folie wickeln und kühl stellen.
Zubereitung Belag: Das Gemüse putzen, zerkleinern und miteinander mischen. Würstchen würfeln, dazugeben, mit Gewürz und K-Salz abschmecken.
Die Zutaten zum Bestreichen verrühren.
Backblech gut fetten. Teig darauf ausrollen, evtl. Folie oder etwas Streumehl zu Hilfe nehmen. Teig bestreichen, mit der Gemüsemischung belegen, dabei rundherum bei den Rändern beginnen (sonst möchte niemand die Randstücke haben).
Backzeit im vorgeheizten Ofen bei 200 °C zunächst 10 Min. Während dieser Zeit die Tomaten waschen und in Scheiben schneiden, den Käse raffeln. Pizza mit Tomaten belegen, mit Käse bestreuen.
Weitere Backzeit etwa 15–20 Min. bei 180 °C.
Es sieht besonders appetitlich aus, wenn die fertige Pizza mit reichlich Schnittlauchröllchen bestreut wird.

Vollkornnudeln mit Tomatensauce

(4 Personen)

250 g Vollkornnudeln nach Wahl, ½ Gemüsebrühwürfel, 1,5 l Wasser, 1 Tl Kaltpreßöl
Tomatensauce: 200 g Zwiebeln, 1 Apfel, 1 El ungeh. Pflanzenmargarine, 300 g Tomatenmark, ½ l Nudelwasser, ¼ Tl pflanzliche gekörnte Brühe, 1–2 Knoblauchzehen, ¼ Tl Rosmarin, ½ Tl Basilikum, 1 Pr. Thymian, 2 Pr. Pfeffer, ½–1 Tl Honig, 2 El saure Sahne

Zubereitung Nudeln: Wasser mit Gemüsebrühwürfel zum Kochen bringen, die Nudeln einschütten, 1 Tl Öl dazugeben, nicht zu lange kochen lassen. Nudeln sollen noch Biß haben. Abgießen. Wasser für die Tomatensauce auffangen.
Zubereitung Tomatensauce: Die Zwiebeln schälen und würfeln. Apfel waschen, halbieren, würfeln. Margarine in einem Topf erwärmen, Zwiebel und Apfel darin glasig dünsten. Tomatenmark dazugeben, danach das heiße Nudelwasser und die gekörnte Brühe. Aufkochen lassen, Knoblauch schälen, in Öl pressen und einige Minuten darin stehen lassen, dann mit allen Gewürzen unterrühren.
Die Sauce mit dem Pürierstab pürieren, Honig und saure Sahne zum Schluß dazugeben, unterrühren.

Zucchini-Torte
(4 Personen)

Teig: 225 g Weizenvollkornmehl, 180 g Magerquark, 150 g Butter, 1 Pr. Vm-Salz, ungeh. Pflanzenmargarine zum Ausfetten der Form, Milch zum Bepinseln
Füllung: 750–1000 g Zucchini – netto, 3–4 Eier, 250 g saure Sahne, ½ Tl K-Salz, ¼ Tl Endoferm-Gewürzmischung, etwas frisch ger. Muskatnuß, evtl. 1 Knoblauchzehe, in 1 Tl Öl gepreßt

Zubereitung Teig: Alle Zutaten miteinander verkneten, eine Kugel daraus formen, in Folie wickeln und 10 Min. kühl legen. Dann der Auflauf- bzw. Springform entsprechend ausrollen, einen etwa 3 cm hohen Rand berücksichtigen.
Form gut fetten, Teig einlegen, am Rand hochziehen.
Zubereitung Füllung: Zucchini waschen, trocknen und mit dem Gurkenhobel in Scheiben schneiden. Die übrigen Zutaten verquirlen, abschmecken. Zuerst die Zucchini auf den Teig legen, die Eimasse gleichmäßig darüber verteilen.
Backzeit im vorgeheizten Ofen bei 200 °C etwa 30–40 Min.

Zwetschgenbuchteln mit Vanillesauce

30 g Hefe, 200 g Wasser, 50 g Sahne, 1 Pr. Vm-Salz, 500 g Weizenvollkornmehl, 50 g flüssige Butter, 60 g Honig, 2 Pr. Zimt, Zwetschgen (etwa 36 Stück), 1 El Butter oder 2 El Milch zum Bepinseln

Zubereitung: Hefe mit der Flüssigkeit verrühren, Salz dazugeben und rühren, bis sich alles gelöst hat. Das Mehl einarbeiten, dann flüssige, aber nicht zu warme Butter und Zimt zum Teig geben und etwa 15 Min. kneten. Es sollte ein geschmeidiger Teig sein. Teig zu einer Kugel formen, abdekken und etwa 20 Min. ruhen lassen. Dann nochmals gut durchkneten, in ca. 36 Stücke teilen. Zwetschgen waschen, trocknen, entsteinen und mit je einem Teigstück umschließen.
Backblech mit Backpapier auslegen, die Buchteln darauf stellen. Mit Milch oder flüssiger Butter bepinseln.
Backzeit ca. 20–25 Min. bei 200 °C, Ofen vorheizen. Die fertigen Buchteln auf einem Gitter auskühlen lassen.
Sie können die Buchteln auch in eine gefettete Auflauf- oder Kastenform setzen. Dann werden die Berührungsflächen zwischen den Buchteln ebenfalls mit Milch oder Butter bestrichen.
Für besondere Gelegenheiten kann in jede Pflaume eine Walnußhälfte und/oder 1 Stückchen Honig-Marzipan gesteckt werden (= Überraschungs-Buchteln).

Tip:
Der Teig eignet sich auch für ein Rosinenbrot: Teig nach der Teigruhe durchkneten und zu einer Rolle formen. Diese auf das vorbereitete Backblech oder in die Brotform geben, glattdrücken, 10 Min. aufgehen lassen. Backzeit ca. 40–50 Min. bei 200 °C, Ofen vorheizen. Gefäß mit Wasser dazustellen.

Vanillesauce

100 g Sahne, 150 g Wasser, 1/4 Tl Vanille, 1 El fein gem. Reis, 1 Tl Ahornsirup, 1 Pr. Vm-Salz

Sahne und Wasser mischen, etwas davon zum Anrühren des Reismehles zurücklassen. Den Rest zum Kochen bringen, Reismehl unter ständigem Rühren hineingeben, kurz aufkochen lassen, vom Herd nehmen, nachquellen lassen.
Wenn die Sauce unter 40 °C abgekühlt ist, mit Vm-Salz und Ahornsirup würzen.

7. Wir backen

Nachfasten-Kräuter-Gewürz-Brot

Nur 3–5 g Hefe, 1 l Wasser, 1300 g Weizen- oder Dinkelvollkornmehl und 50 g Vollkornmehl als Streumehl, je 1/4 Tl gemahlener Anis, Fenchel, Koriander, Kümmel, 1 Pr. Pfeffer, ungeh. Pflanzenmargarine zum Fetten der Form, 20 g Sesam, ungeschält, zum Ausstreuen der Form, 20 g Sonnenblumenkerne zum Bestreuen
Ferner: 1 große Zwiebel, 2 Handvoll frische Kräuter nach Jahreszeit, z. B. Petersilie, Schnittlauch, Kerbel, (Brunnen-) Kresse, Pimpinelle, Ringelblumenblüten und -blätter, Marienblümchen und -blätter, Comfreyblätter, wenig Thymian, Majoran, Rosmarin, je 2 Blättchen Estragon und Liebstöckel, 1 Blättchen Salbei, evtl. je 1/2 Paprikaschote grün, gelb und rot, in Würfel geschnitten

Zubereitung: Hefe mit Wasser verrühren, Mehl und Gewürze dazugeben, mit dem Holzlöffel kräftig durcharbeiten. Fertig! Schüssel (die nicht zu weit sein sollte) zunächst mit einem Tuch und darüber mit einem Teller, Deckel oder Brett gut abdecken.
Teigruhe mindestens 6, längstens 10 Stunden bei normaler Küchentemperatur.
Nach der Teigruhe: Zwiebel und Kräuter fein hacken und beim Aufkneten des Teiges einarbeiten.

Form gut ausfetten, mit Sesam ausstreuen, Teig einfüllen, glattstreichen, mit Wasser bepinseln und mit Sonnenblumenkernen bestreuen.
Abdecken, 5 Min. ruhen lassen.
Backzeit: Ofen vorheizen auf 225 °C und 30 Min. backen, Temperatur auf 200 °C zurückschalten und weitere 20–30 Min. backen, je nach Größe der Brotform.
Wenn Sie Schwarzblech-Deckelformen haben, die Brote nach dem Backen sofort herausnehmen und auf einem Gitter auskühlen lassen. Backformen nicht spülen, sondern nur mit Küchenkrepp auswischen. Bei anderen Backformen in den ersten 20 Min. den Teig mit Alufolie abdecken, dann aber unbedingt die Folie abnehmen. Nach dem Backen das Brot einige Minuten in der Form abkühlen lassen, dann auf ein Gitter geben.

Tip:
Die Hälfte des Teiges ohne Salzzugabe backen. In die zweite Teigmenge 1 Tl Kräutersalz, aufgelöst in 1 El Wasser, einarbeiten. Dieses Kräuterbrot wird jedem gut schmecken!

Vollkornbrötchen

und wie das Rezept abgeändert werden kann

Grundrezept: 35–40 g Hefe, 350 g kaltes Wasser, 1 Tl Vm-Salz, 500 g fein gem. Wv-Mehl, davon 1 Handvoll als Streumehl zurücklassen

Hefe mit etwas Wasser verrühren, bis sie sich gelöst hat. Das restliche Wasser und die Gewürze dazugeben, dann ⅔ des Mehles mit einem Holzlöffel einarbeiten. Restliches Mehl – bis auf das Streumehl – unterrühren. Den Teig auf die Arbeitsfläche geben und wie folgt kneten: Den Rand des Teigstückes zur Mitte hin einschlagen, mit beiden Handballen andrücken, Teigstück um 90° drehen, wiederum einschlagen, andrücken, drehen usw. Das Streumehl immer von unten dazu-„stäuben". Es kommt dann durch das Einschlagen des Teigrandes nach oben. Wenn sich in der Teigmitte ein „Loch" bildet, den Teig doppelt schlagen und von vorn beginnen. Sie erhalten so eine gespannte Teigdecke und nur einen Teigschluß.
Knetzeit ca. 15 Min.
Dann eine Kugel formen, mit dem Teigschluß nach unten auf die leicht mit Mehl bestäubte Arbeitsfläche legen, mit der Schüssel abdecken.
Teigruhe ca. 15–20 Min., sie richtet sich nach der Raumtemperatur. Danach nochmals kräftig in der beschriebenen Technik durchkneten. Teigstück in 4 gleichmäßig große Stücke schneiden. Jedes Stück wieder zu einer Kugel formen und nochmals in 4 oder 5 gleichmäßig große Teile trennen.
Sie haben jetzt 4×4 oder 4×5 kleine Teigstücke. Diese formen Sie zu runden Brötchen.

a) Brötchen mit Mohn, Sesam, Leinsamen, Sonnenblumenkernen
Die geformten Brötchen an der Oberfläche vorsichtig mit Wasser einstreichen und in die Samen tauchen, nebeneinander aufs Blech setzen.

b) Käse-Brötchen
In die Teigstücke je 1 Stück Käse 1,2×1,2×1,2 cm groß einkneten. Den Teig rundherum gut schließen, damit der Käse nicht auslaufen kann. Brötchen mit Wasser bepinseln, je ½ Walnußkern obenauf setzen.

c) Zwiebelbrötchen
Zutaten wie Grundrezept, zusätzlich 1 geh. Zwiebel, 1 in Öl gepreßte Knoblauchzehe, 1 Pr. Pfeffer
Die geformten Brötchen mit Wasser einstreichen und mit Leinsamen oder Sesam bestreuen.

Backzeit: im vorgeheizten Ofen bei 225 °C etwa 20–25 Min. Gefäß mit Wasser unten in den Ofen stellen. Brötchen auf einem Gitter auskühlen lassen.

Abkürzungen

g	=	Gramm
kg	=	Kilogramm
l	=	Liter
Pr.	=	Prise
Msp.	=	Messerspitze
Lsp.	=	Löffelspitze (eines Teelöffels)
Tl	=	Teelöffel, gestrichen
El	=	Eßlöffel, gestrichen
P.	=	Päckchen
geh.	=	gehäuft oder gehackt
gem.	=	gemahlen
ger.	=	gerieben
ungeh.	=	ungehärtet
Vm-Salz	=	Vollmeersalz
K-Salz	=	Kräutersalz
Pers.	=	Person
Min.	=	Minuten
evtl.	=	eventuell
Wv-Mehl	=	Weizen-Vollkornmehl

X. Fasten-Kalender

Datum	Tag	Gewicht kg ①	Darmentleerung s = spontan E = Einlauf Gs = Glaubersalz o.a. = oder anders	wie oft	Urin h = hell d = dunkel v = viel w = wenig	Yoga / = gar nicht × = wenig * = regel-mäßig
	1. Entlastungstag					
	2. Entlastungstag					
	3. Entlastungstag					
	Generalreinigung					
	1. Fastentag					
	2. Fastentag					
	3. Fastentag					
	4. Fastentag					
	5. Fastentag					
	6. Fastentag					
	7. Fastentag					
	Abfasten					
	1. Aufbautag					
	2. Aufbautag					
	3. Aufbautag					
	7. Nachfastentag					
	14. Nachfastentag					
	21. Nachfastentag					

① = immer morgens unter gleichen Voraussetzungen: nüchtern, nach Darmentleeru

:ine Aktivitäten heute: aziergang, Wandern, ırtenarbeit, ıeipp-Anwendungen, sen, Schlafen, ıfräumen	Das fällt mir besonders auf: belegte Zunge, Mundgeruch, Trinken, Haut, fit, müde, geistig rege	Ich fühle mich heute: sehr gut gut es könnte besser sein oder? . . . .

ıne Kleidung oder immer mit der gleichen Kleidung wiegen außer nach Generalreinigung

Gewicht am 1. Entlastungstag: __________ kg

Gewicht am 3. Entlastungstag: __________ kg

Gewicht nach Generalreinigung: __________ kg

Gewicht nach ______ Fastentagen: __________ kg

insgesamt an Gewicht
abgenommen: __________ kg

Gewicht am 7. Nachfastentag: __________ kg

Gewicht am 14. Nachfastentag: __________ kg

Gewicht am 21. Nachfastentag: __________ kg

insgesamt wieder
an Gewicht zugenommen: __________ kg

Im Text benutzte und weiterführende Literatur

Buchinger sen.: Das Heilfasten
Dahlke: Bewußt Fasten
Fahrner: Fasten als Therapie
Feuerabendt/Hammer: Yoga und die Ärzte
Feuerabendt/Hammer: Yoga Therapie
Gach: Aku-Yoga
Geesing: Heilfasten
Iyengar: Licht auf Yoga
Kupfer: Yoga von A – Z
Lützner: Wie neugeboren durch Fasten
Mukerij/Spiegelhoff: Yoga und unsere Medizin
Niggemeyer/Lützner: Fasten verändert mein Leben
Schimmel: Lehrbuch der Naturheilkunde I
Sivananda Yoga Zentrum: Yoga für alle Lebensstufen
van Lysebeth: Durch Yoga zum eigenen Selbst
Vogel/Dorschner: Yoga mit Heilwirkungen
von Körber, Männle, Leitzmann: Vollwert-Ernährung
Wadulla: Yoga, Quelle der Gesundheit
Wendt: Eiweißspeicher Krankheiten
Yesudian/Haich: Sport und Yoga

Sachwortregister

Zum Thema „Vollwert-Ernährung"
sind in Hölkers kleiner Küchenbibliothek
folgende Bücher bereits erschienen:

Luise Brüggemann:

Meine Schätze aus der Vollwertküche
– Der erste Schritt zur Gesundheit –

Luise Brüggemann, Silke und Ute Brehme:

Vollwert-ABC für Leckermäuler & Co.
– Kinder kochen und backen vollwertig –

Fragen Sie Ihren Buchhändler
oder schreiben Sie uns:
Wir schicken Ihnen gern ein Verlagsverzeichnis.